何でも調べればわかる今、レジデントノートがめざすもの

創刊 26 年目となったレジデントノート。
皆さまの声を聞きながら、
「研修医が現場で困っていること」や「意外と教わらないこと」、
「研修中に必ず身につけたいこと」を取り上げます。

そして、研修医に必要なことをしっかり押さえた、
具体的でわかりやすい解説を大切にします。

救急外来や病棟はもちろん、新しい科をローテートするとき、
あるテーマについて一通り勉強したいときも
ぜひ本誌をご活用ください。

私たちはこれからも読者の皆さまと
ともに歩んでいきます。

研修医を応援する単行本も続々発刊！

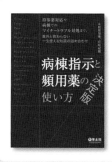
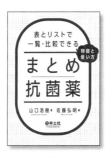
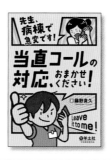
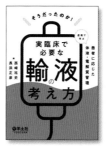
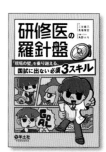

SNS でも情報発信しています！

 residentnote　 @Yodosha_RN　 rnote_yodosha　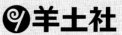

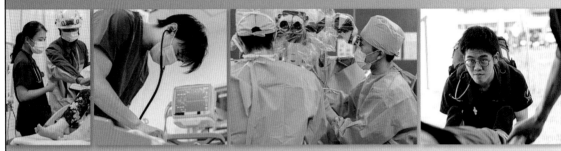
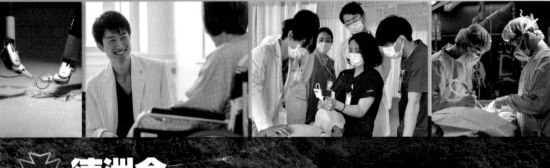

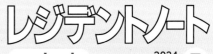

特 集

もっと伝わる！症例プレゼン

状況や相手のニーズに応じた
ショートプレゼン・コンサルトの技術

編集／石井潤貴（広島大学大学院 医系科学研究科 救急集中治療医学）

Tokushukai Robotic Urology Seminar

TRUS

知技心で新時代を切り拓く

会　期	令和6年**7**月**20**日（土）〜**21**日（日）
会　場	**東京国際フォーラム** 東京都千代田区丸の内3−5−1
会　長	徳洲会泌尿器・ロボティクスチーム/部会 部会長 武蔵野徳洲会病院 院長　　**桶川 隆嗣**

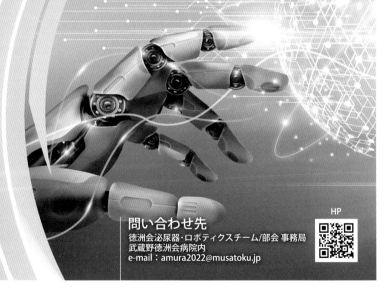

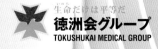

生命だけは平等だ
徳洲会グループ
TOKUSHUKAI MEDICAL GROUP

問い合わせ先
徳洲会泌尿器・ロボティクスチーム/部会 事務局
武蔵野徳洲会病院内
e-mail：amura2022@musatoku.jp

HP

レジデントノート

contents

2024
Vol.26-No.6
7

連載

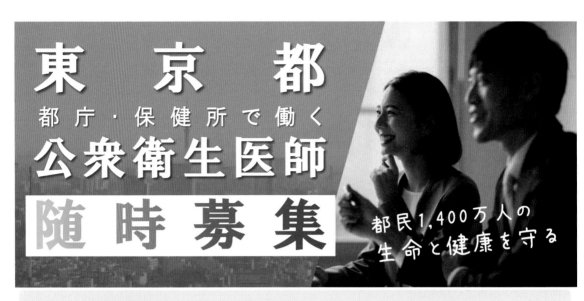

東京都
都庁・保健所で働く
公衆衛生医師
随時募集

都民1,400万人の生命と健康を守る

公衆衛生のフィールドにチャレンジしてみませんか？

公衆衛生医師は、公衆衛生・予防医学の視点から、地域住民の健康を支える行政職の医師です。
主な職場は都庁や都内31か所の保健所。保健・医療・福祉の幅広い分野に携わり、
行政職として事業の仕組み・ルール・システム作りの役割も担います。
東京都では、公衆衛生行政の経験がなくても安心して働ける環境が整っています。

Check！公衆衛生医師採用サイト

採用関連イベントの開催情報や、
仕事・職場の魅力を発信しています。
資料請求やお問合せも随時受付中！

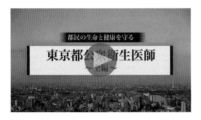

動画で分かる！
どんな仕事？
職場の雰囲気は？

東京都公衆衛生医師　募集	検索

採用関連イベント情報

業務説明・個別相談会や、
現役医師と話せるオンライン座談会を定期的に開催しています！
詳細・お申込みは採用サイトへ

6/22（土）13:30〜17:00

第1回 業務説明・個別相談会
会場：多摩府中保健所

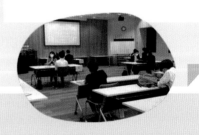

応募資格	医師免許を取得し、初期臨床研修を修了した方
勤務場所	東京都・特別区・八王子市・町田市の保健所及び本庁
業務内容	感染症対策・精神保健・健康相談・母子保健・難病対策など
勤務条件	1日7時間45分勤務、土日・祝日及び年末年始は休み（ただし、緊急時は超過勤務・休日出勤あり）

お問合せ先　東京都保健医療局 保健政策部 保健政策課 公衆衛生医師担当
電話：03-5320-4352（直通）　Eメール：S1150301@section.metro.tokyo.jp

 東京都

実践！画像診断 Q&A-このサインを見落とすな

３カ月前からの下痢と腹痛で来院した60歳代男性

（出題・解説）井上明星

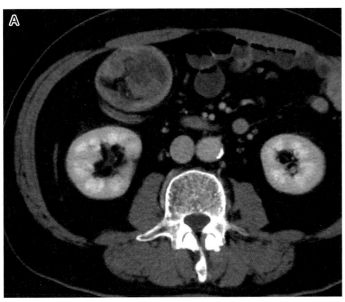

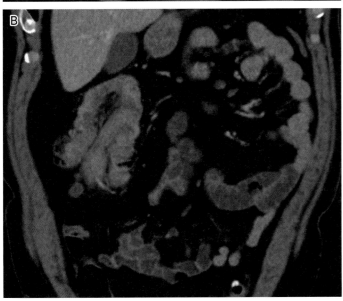

図1　腹部造影CT（平衡相）
A）軸位断像，B）冠状断像.

病歴	60歳代男性．３カ月前から下痢，腹痛が持続していた．下部消化管内視鏡検査で大腸に１型の腫瘍が認められ，病変部より口側の観察が不可能であった． **血液検査所見**：Hb 14.7 g/dL，Ht 42.2 %，WBC 5,200/dL，PLT 19.4万/dL，CEA 1.6 ng/mL 図1に造影CT画像を示す．内視鏡画像は次ページの図2に示す．

問題

Q1：どのような病態か？

Q2：最も疑わしい背景疾患は何か？

本症例はweb上での連続画像の参照を推奨します．

Akitoshi Inoue（滋賀医科大学 放射線医学講座）

web上にて本症例の全スライスが閲覧可能です．

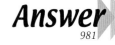
Answer

解答 大腸癌による腸重積

A1：腸重積（口側の腸管，腸間膜が肛門側に陥入した病態）．
A2：大腸癌．
〈その後の経過〉腹腔鏡下回盲部切除およびD3郭清が行われ，切除標本の病理診断にてmucinous adenocarcinoma（粘液癌）と診断された．

解説　腸重積とは口側の腸管が肛門側の腸管に入り込んだ状態を指す．内側の入り込んだ腸間膜と腸管を"intussusceptum"，外側の入り込まれた腸管を"intussuscipiens"と呼ぶ．陥入した腸間膜内の脈管が圧迫されるためintussusceptumが虚血に陥ることがあり，嵌入腸管の長さと虚血時間に比例して腸管壊死のリスクが高くなる．腸重積は部位（小腸 vs. 大腸）と年齢（小児 vs. 成人）により臨床的特徴が異なる．

腸重積は発生部位により，小腸小腸型（enteroenteric type），回腸結腸型（ileocolic type），回腸盲腸型（ileocecal type），結腸結腸型（colocolic type）に分類される．小腸には蠕動に伴い無症状の特発性腸重積が生じるが[1]，大腸に関連する腸重積には何らかの器質的疾患が背景に存在すると報告されている[2]．

腸重積全体の95％が小児，5％が成人に発症するとされる．小児例のほとんどは原因となる先進部のない特発性の回腸結腸型の腸重積である．一方，成人発症の腸重積の80％では先進部となる器質的疾患が存在する．具体的な器質的疾患として，先天性疾患（Meckel憩室，腸管重複症，嚢胞性線維症），良性腫瘍（Peutz-Jeghers syndrome, inflammatory fibroid polyp, adenomatous polyp, lipoma），悪性腫瘍（腺癌，悪性リンパ腫，転移性腫瘍），異所性膵組織，虫垂炎，腸炎，血管性紫斑病，外傷，手術，Celicac病，Crohn病などが知られている[3]．さらに，異物やイレウス管が腸重積の原因となることもある．先進部を伴う腸重積では症状が持続し，再発する傾向があり，腸閉塞症状を伴いやすく，外科手術が必要となる．

CT検査は成人の急性腹痛症の画像検査として一般的に広く用いられている．成人の腸重積では器質的疾患を伴う頻度が高く，特に大腸では器質的疾患の存在を念頭に置く．成人の大腸に発生した腸重積では，原因となる器質的病変を評価し，腸閉塞や腸管虚血の有無を評価することが求められる．腸重積の存在診断は，非造影CTで可能であり，短軸方向では腸管内の軟部組織と辺縁の脂肪組織から構成されるtarget sign，長軸方向では腸管と腸間膜が平行に認められるsausage patternが特徴的である[4]．造影CTは先進部となる腫瘍性病変や腸管虚血の評価に必要であり，非造影CTで腸重積を発見したら，造影CTでの精査を追加する．成人の大腸重積では器質的疾患を念頭に置くこと，腸重積の特徴的な画像所見を本症例のteaching pointとしたい．

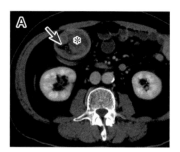
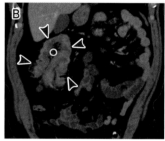

図1　腹部造影CT（平衡相）
A）軸位断像，B）冠状断像．
大腸の内腔に脂肪組織（A➡）と造影効果の弱い腫瘤を認める（A＊）．冠状断像では口側の腸管と腸間膜（B◎）が肛門側の腸管に覆われている像を認める（B▶）．

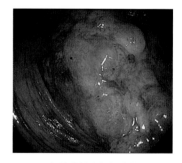

図2　下部消化管内視鏡検査
1型の上皮性腫瘍が内腔を占拠しており，病変部よりも口側の評価が困難である．

引用文献

1) 井上明星：嘔気，嘔吐および腹痛で受診した10歳代男性．レジデントノート 20：1981-1982, 2018
2) Gollub MJ：Colonic intussusception：clinical and radiographic features. AJR Am J Roentgenol, 196：W580-W585, 2011（PMID：21512048）
3) Baleato-González S, et al：Intussusception in adults：what radiologists should know. Emerg Radiol, 19：89-101, 2012（PMID：22200965）
4) Kim YH, et al：Adult intestinal intussusception：CT appearances and identification of a causative lead point. Radiographics, 26：733-744, 2006（PMID：16702451）

本コーナーはWebでもご覧いただけます（過去の症例の閲覧には会員登録が必要です）：www.yodosha.co.jp/rnote/gazou_qa/index.html

Case2

2週間前からの呼吸困難が増悪し救急搬送となった70歳代女性

（出題・解説）**井窪祐美子，徳田　均**

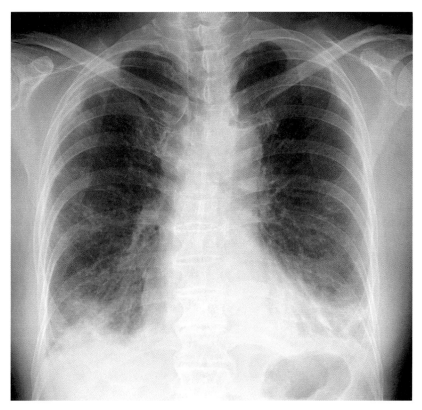

図1　胸部単純X線写真（正面像）

<table>
<tr><td rowspan="6">病歴</td><td>

症　例：70歳代女性．**主　訴**：咳嗽，呼吸困難，発熱．**併存症**：脂質異常症．

常用薬：イコサペント酸エチル．**職業**：無職．**喫煙**：なし．**飲酒**：機会飲酒．

粉塵吸入歴：なし．**アレルギー歴**：なし．**家族歴**：特記すべきことはない．

現病歴：2週間前から咳嗽と呼吸困難が出現した．4日前から発熱し，対症療法で経過をみるも改善なく，呼吸困難が悪化したため当院に救急搬送された．

身体所見：身長158 cm，体重70 kg，体温38.7℃，SpO_2 85 %（室内気）．意識清明．頸静脈拡張なし．胸部；両背側でfine crackles，心雑音なし．腹部；肝・腎・脾を触知しない．表在リンパ節を触知しない．浮腫はない．神経学的所見；特に異常を認めない．

血液検査：WBC 8,760/μL（好中球81.9 %，リンパ球12.2 %，好酸球1.9 %），Hb 11.4 g/dL，Plt 23.7万/μL，TP 4.8 g/dL，Alb 2.5 g/dL，AST 70 IU/L，ALT 48 IU/L，LDH 492 U/L，CK 1,513 U/L，BUN 8 mg/dL，Cr 0.54 mg/dL，CRP 6.9 mg/dL，KL-6 777 U/mL，BNP 22.2 pg/mL．

動脈血ガス分析：pH 7.501，PaO_2 58.9 Torr，$PaCO_2$ 32.3 Torr，HCO_3^- 24.7 mEq/L．

</td></tr>
</table>

<table>
<tr><td rowspan="2">問題</td><td>**Q1**：胸部単純X線写真（図1）の所見は？</td></tr>
<tr><td>**Q2**：診断のためにさらに必要な検査は？</td></tr>
</table>

Yumiko Ikubo，Hitoshi Tokuda（JCHO東京山手メディカルセンター 呼吸器内科）

Answer ▶▶▶

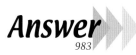

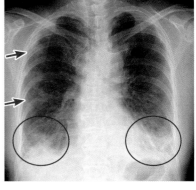

実践！画像診断Q&A

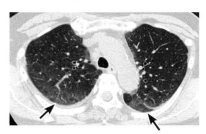

ある1年目の研修医の診断

両下肺野に浸潤影を認めます．まずは市中肺炎を疑い胸部CTや喀痰検査を行います．

解答

抗アミノアシルtRNA合成酵素（aminoacyl-tRNA synthetase：ARS）抗体陽性間質性肺炎

A1：胸部単純X線写真で両下肺野に浸潤影を認める（図1○）．また右上中肺野に不均一なすりガラス影がある（図1➡）．
A2：LDHおよびKL-6上昇を伴う呼吸不全であり，間質性肺炎を考え胸部CTを追加する．

解説 胸部単純X線写真では両側の下肺野に浸潤影があり，横隔膜が不明瞭となっている（図1○）．また右肺野にはまだらにすりガラス影がある（図1➡）．胸部単純CT，大動脈弓のスライスでは，右S^{2}および左S^{6}にすりガラス影を認める（図2➡）．肺底部のスライスでは，両側に広くすりガラス影が分布し，また浸潤影が気管支血管束に沿って（図3○），あるいは胸膜に接して（図3➡）みられる．

詳細に身体所見をとりなおした結果，四肢近位部の筋力低下を認めた．CKが上昇している点から筋炎を疑い，血液検査で抗ARS抗体が陽性と判明したことから，抗ARS抗体陽性間質性肺炎と診断した．診断に至るまでの短期間に肺炎は急速に進行し，呼吸状態が悪化しハイフローセラピー開始となったが，強力なステロイド治療を開始した結果，画像所見・呼吸状態は一転，著明な改善を得た．

抗ARS抗体は，複数の筋炎特異的自己抗体の総称である．多発性筋炎/皮膚筋炎の25～42％で陽性となる[1]．これまでに抗Jo-1抗体など8種類の抗ARS抗体が報告されている．抗体陽性例は共通の臨床所見を有することから，筋炎のカテゴリーのなかで抗ARS抗体症候群としてほかと区別して称される．間質性肺炎の合併率が高く（70～90％），そのほか発熱や多関節炎，「機械工の手」と呼ばれる皮膚所見を合併することが多い[1]．診断に筋症状は必須ではなく，発症時に筋症状を伴わない場合もある．

抗ARS抗体陽性間質性肺炎の画像所見は，下葉優位のすりガラス影，浸潤影が特徴である．慢性の経過で進行する場合，網状影や気管支拡張，下葉の容積縮小などの線維化所見が主だが，本症例のような急性経過の場合には，下葉優位にすりガラス影，また気管支血管束周囲や胸膜直下に多発する浸潤影を認めることが多い[2]．一般的にステロイド治療への反応性がよく，抗ARS抗体陰性の多発性筋炎/皮膚炎と比較し長期予後は良好とされている[1]．ただし，ステロイド減量中の再燃例も多く，早期からほかの免疫抑制薬を併用することが推奨される．

抗ARS抗体陽性間質性肺炎は，膠原病に伴う間質性肺疾患のなかでも特徴的な画像所見や身体所見を有することから，当該疾患に関する基本的知識があれば比較的診断に至りやすい．急速進行例であってもステロイドへの反応性が期待できる疾患であり，早期発見，早期治療介入が重要である．

図1 胸部単純X線写真（正面像）

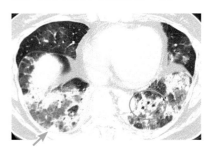

図2 胸部単純CT（大動脈弓レベル）

図3 胸部単純CT（肺底部）

引用文献

1）「膠原病に伴う間質性肺疾患 診断・治療指針2020」（日本呼吸器学会・日本リウマチ学会合同膠原病に伴う間質性肺疾患診断・治療指針作成委員会2020/編），pp75-81，メディカルレビュー社，2020
2）「胸部のCT 第4版」（村田喜代史/編），pp505-508，メディカル・サイエンス・インターナショナル，2018

本コーナーはWebでもご覧いただけます（過去の症例の閲覧には会員登録が必要です）：www.yodosha.co.jp/rnote/gazou_qa/index.html

◎救急科専門医プログラム

Emergency and Critical Care Center

2025年度入局 後期研修医募集

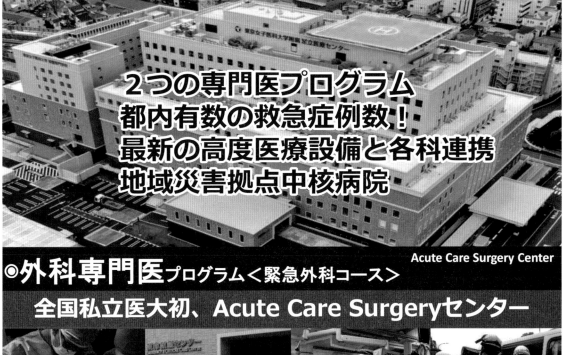

2つの専門医プログラム
都内有数の救急症例数！
最新の高度医療設備と各科連携
地域災害拠点中核病院

◎外科専門医プログラム＜緊急外科コース＞

Acute Care Surgery Center

全国私立医大初、Acute Care Surgeryセンター

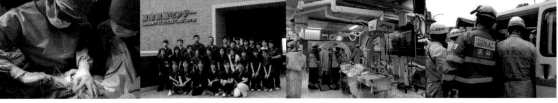

医療圏（荒川・足立・葛飾：人口137万人）唯一の救命センター
救急医療の最後の砦として, 三次救急患者およびER患者の
初療・手術・IVR・内視鏡・集中治療・研究をチームで挑みます

見学随時受付中

病院救急部門の重症治療リーダーとなる「**病院救急医**」
外傷緊急手術を執刀し集中治療を行う「**Acute Care Surgeon**」

外科医と救急医、当プログラムで育成します

災害医療対策・災害派遣にも力を入れています

救命センター長 庄古 知久

【令和5年度診療実績】救急受診患者数 5,855人(病院全体)/救急車受け入れ件数 3,856件/ 3次救急受け入れ件数 1,349件/
救命救急センター入院患者数 1,127人 【施設】屋上ヘリポート、Hybrid ER system、NBC救急車、水陸両用車など

ACSセンター公式HP

救急医療科公式HP

東京女子医科大学附属足立医療センター
救命救急センター

問い合わせ先：ikyokuer.ao@twmu.ac.jp
03-3857-0111（内線：24853）

救急医療科・Acute Care Surgeryセンター医局まで

信頼されて26年目

レジデントノートは

2024年も研修医に寄りそいます！

レジデントノートは
年間定期購読
がオススメ

発行後すぐお手元に！
送料無料でお届け！

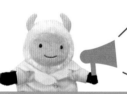

定期購読ご契約特典

レジデントノート通常号がブラウザでいつでも読める！

WEB版サービスをご利用いただけます

- ✔ スマホやタブレットがあれば、いつでもどこでも読める！
- ✔ 自宅で冊子、職場はWEB版と、使い分けが可能！
- ✔ 便利な検索機能で目的の記事に簡単アクセス！

※「WEB版サービス」のご利用は、原則ご契約いただいた羊土社会員の個人の方に限ります

選べる2プラン

■ 通常号（月刊12冊）

定価**30,360円**
（本体27,600円＋税10%）

■ 通常号（月刊12冊）＋ 増刊（6冊）

定価**61,380円**
（本体55,800円＋税10%）

新刊・近刊のご案内

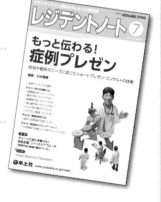

月刊 "実践ですぐに使える"と大好評！

8月号
（Vol.26-No.7）
頭部CT・MRIの読み方
キホンからしっかり教えます（仮題）　編集／東 美菜子

9月号
（Vol.26-No.9）
ひとりでもできる！ 救急外来での
創傷への対応、ここだけは絶対（仮題）

編集／片桐 欧

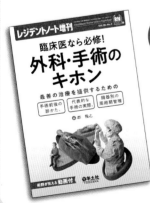

増刊 1つのテーマをより広く，より深く，もちろんわかりやすく！

Vol.26-No.5
（2024年6月発行）
臨床医なら必修！ 外科・手術のキホン

→p.988もご覧ください！　　　　編集／郡 隆之

Vol.26-No.8
（2024年8月発行）
ここからはじめる感染症診療
研修医が最初に悩むFever work-up教えます。

編集／嶋崎鉄兵

以下続刊…

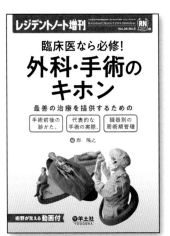

もっと伝わる！症例プレゼン

状況や相手のニーズに応じた
ショートプレゼン・コンサルトの技術

特集にあたって

石井潤貴

1 臨床現場で実感した「ショートプレゼン」の難しさ

　皆様は医師になって一番驚いたことは何だったでしょうか？ 私は間違いなく，「医師として人と話す，伝える機会は多く，難しい」ということでした．

　学生のころ，私は幸いにも患者さん・ご家族との対話を比較的多く経験しました．5年生で出会ったコラムに書かれている「プレゼンは結論から」のパール[1]も胸に，意気揚々と初期研修に臨みました．しかし当然ながら，4月に総合診療科に配属されたとき，その自信は打ち砕かれました．臨床現場では，これまでの小さな経験をはるかに超える「人と話す，伝える」技術が必要でした．「練習が必要」と上述のコラムで述べられていることも[1]，自分がコミュニケーションが苦手であることも忘れ，井の中の蛙になっていたことに気づかされました．

　そのなかでも特に難しく感じたのが，患者さんについて医療スタッフに伝える「症例のショートプレゼンテーション（ショートプレゼン）」でした．上級医へ，他科の医師へ，病棟スタッフへ…伝える相手も，ショートプレゼンが求められる理由もさまざまで，何かプレゼンすると「何の相談でしたっけ？」「長い」「申し訳ないが，上級医に代わってくれる？」…．失敗ばかりで，いつの間にか「プレゼンは結論から」というパールすら忘れ，さらにカオスに…という悪循環に陥りました．

　あるとき当時の指導医から，「プレゼンは技術であって，疾患知識も必要だ．フィードバックするから，焦らず自分の型をつくってくり返し練習しよう」とコメントをもらいました．以後は自分の型をつくり，それに沿って練習することで，医師11年目に至った今もショートプレゼンを少しずつ改善しています．

表 ショートプレゼンについての研修医アンケート結果

- 型，話し方がわからない
- 話す順序，優先順位がわからない
- 伝える情報の取捨選択のしかたがわからない
- 長い，まとまりがないと言われる
- 診断のついていない患者のコンサルトが大変
- プレゼンする相手が求める情報がわからない

2 プレゼンの重要性は何十年も変わっていない

　私の現職場にある「診療20ヶ条」の第1条は「明確に話す，相手に伝える」です．これは，臨床におけるプレゼンの重要性と，そのポイントがもう何十年も変わっていないことを示唆します．一方，その割にショートプレゼンはいまだ口頭伝承で教えられている印象もあり，教えられ方もまちまち，そもそも教えを受ける機会のない先生もおられるようです．

　羊土社編集部が行ったショートプレゼンについての研修医アンケートの内容を見ると，研修医の悩みは今でも私の経験とほぼ変わらないことに驚かされます（**表**）．

3 本特集の目的と目標

　研修医の皆様の声をもとに，ショートプレゼンにある程度の「型」を構築して出版することに少しでも意義があるならと願い，今回の企画を担当しました．

　本特集の目的と目標は以下の通りです．

〈目的〉
ショートプレゼンで五里霧中になっている研修医の先生が，明日の臨床への1つのガイドを得る
〈目標〉
よくある3つのプレゼンの場面とそれぞれの「型」から，ショートプレゼンの要点を学ぶ
❶ 何かを依頼する：コンサルト時に収集すべき情報と取捨選択，プレゼンの組み立て方
❷ 情報共有 ❸ 緊急時：それぞれのショートプレゼンの型と実例

「症例プレゼンの大原則」（p.993〜）では，すべてのショートプレゼンの基礎となるフルプレゼンテーションについて概説します．続いて，頻度の高い3つの「ショートプレゼンの場面」を紹介します．

❶ 何かを依頼する
❷ 情報共有をする
❸ 緊急時のコミュニケーション

　そして，特に頻度の高い「❶ 何かを依頼する」について，研修医アンケートも参考に編者が構築した1つの「型」とその組み立て方を解説します．

その後"Part 1〜3"では，❶〜❸それぞれを具体的に示します．まず「❶ Part 1：何かを依頼する」（p.1002〜）として各専門科へのコンサルトをとり上げ，すでに示した「型」に沿って模範例をご解説いただきます．またコンサルトを受ける側として研修医の先生へ伝えたいことをご紹介いただきます．さらに，「❷ Part 2：情報共有をする」（p.1054〜）として入院患者の定時プレゼン，「❸ Part 3：緊急時のコミュニケーション」（p.1062〜）として院内急変の場面を扱い，それぞれの型やコツ，模範例をご解説いただきます．

　著者の先生方は，第一線で活躍する教育熱心な方ばかりです．ご多忙ななか，研修医のためならと全力で執筆くださいました．
　また，本企画の礎となった私自身のショートプレゼンの型の構築に，知見を与えてくださった横林賢一先生（医療法人ほーむけあ ほーむけあクリニック），井藤英之先生（洛和会音羽病院），安倍俊行先生（医療法人安倍病院）にもこの場をお借りして感謝を申し上げます．

　私の知る限り現時点でショートプレゼンにおける最適な型は明らかではなく，ここでお示しする型と異なる意見があって然るべきです．ぜひ皆様の型と比較していただき，それがよりよいプレゼンへ繋がればよいなと思います．
　この特集でのアプローチ方法が正解とは限りませんが，本企画が私のように苦悩する先生方の一助になれば幸いです．

▨ 引用文献

1）横林賢一：できるレジデントになろう！！ 医学界新聞，2012
　　https://www.igaku-shoin.co.jp/paper/archive/y2012/PA02981_02（2024年3月閲覧）

Profile

石井潤貴（Junki Ishii）

広島大学大学院 医系科学研究科 救急集中治療医学
2014年 広島大学卒．2016年（株）麻生 飯塚病院で初期研修修了．2017年 同院総合診療科後期研修修了後，広島大学病院 救急集中治療科 医科診療医を経て現職．自分の生活を大切にしながら，臨床，研究，教育とわがままにやらせてもらっています．人材も機会も豊富な当科で学びたい方はぜひご連絡ください．

症例プレゼンの大原則

石井潤貴

① すべてのショートプレゼンの基本は「フルプレゼンテーションを短くする」である
② ショートプレゼンの3つの場面にはそれぞれ型があるが，基本は同じ
③「❶何かを依頼する」では情報量を決め，取捨選択し，組み合わせる

■ はじめに

　本特集では，「ショートプレゼン」を「数十秒～数分で行われる端的な臨床状況のプレゼンテーション」と定義します．プレゼンする相手や臨床状況はさまざまです．ショートプレゼンには最適な方法は存在せず，各施設の事情で細かな配慮などは変化しえます．しかし，皆様が五里霧中状態にあるなら，「型」をもとにプレゼンを構築することはその解決策にはなりえます．この特集で紹介する「型」も参考に，プレゼンを見直してみてください．

1 大原則：フルプレゼンをショートにしていく

　ショートプレゼンでよくある失敗は，「いきなり自己流でつくろうとする」というものです．ショートプレゼンの基本は，フルプレゼンテーションです．ショートプレゼンが苦手な方は，面倒でも「フルプレゼンテーションを想起し，必要な情報だけを選択する」と考えましょう．

> 👆 ここがピットフォール
> 自己流でいきなりショートプレゼンをつくらない！

表1 臨床医が行いうるプレゼンテーション

① フルプレゼンテーション（5〜7分）
新規入院患者を指導医に報告する場合 "年齢・性別，主訴，現病歴，…"といった一定の型に沿って述べる
② 短いプレゼンテーション（3分）
入院患者の簡単な申し送りや上級医との回診でのプレゼンテーションなど
③ コンサルテーション
自分が担当している患者さんの診断や治療方針について他科に相談する場合 最初にコンサルテーションしたいポイントを述べ，それから患者情報（概略）を伝える
④ 学会発表でのポスター・口演プレゼンテーション
症例報告や臨床研究などを院外で発表する場合

文献1を参考に作成.

1) プレゼンテーションの種類

　　臨床医が行いうるプレゼンテーションの例を表1[1]に示します．ショートプレゼンを扱う本特集では，表1の②と③を主に扱っているとお考えください．

2) フルプレゼンテーションのつくり方の一例

　　フルプレゼンテーションのつくり方の一例を示します（表2）[2]．診療科や地域によって差がありますが，原則はおおむね共通しています．

❶ 導入

　　患者の背景を表現する部分です．相手がプレゼンを聞きながら臨床推論を行うための前提情報はここで述べます．例えば，2週間の経過で増悪した呼吸困難の症例の場合，HIV陽性患者であることはここで述べないと，相手をミスリードしてしまいます．

① 患者の特徴を示す情報

　　年齢・性別，主要な併存症.

② 主訴

　　受診/搬送/入院理由．症状の場合，その持続期間.

> 例：Aさんは2型糖尿病に対し加療中の71歳男性です．約3日前から増悪した咳嗽，喀痰，呼吸困難のため当院へ救急搬送されました.

❷ 現病歴

　　患者を主語とした文章で述べます.

① 起こったこと

　　時系列順に，細部を述べます．「OPQRST」など，鑑別診断のため有用な語呂合わせも活用します.

表2 フルプレゼンテーションのつくり方の一例

❶ 導入
患者の特徴を示す情報：年齢，性別，主要な併存症 主訴
❷ 現病歴
起こったこと，起こらなかったこと，それまでに受けた治療
❸ 既往歴
主要なものについて端的に
❹ 薬剤歴
❺ 生活習慣／生活歴
飲酒，喫煙，ADL，同居家族，主介護者，職業など
❻ アレルギー
❼ 家族歴
❽ 身体所見
全身状態，バイタルサイン → 取得した異常所見 → 重要な陰性所見
❾ 検査所見
血液検査 → 尿検査 → 単純X線 → 心電図 → エコー → 採取した検体の所見
❿ semantic qualifier，プロブレムリスト
当該症例の特徴を端的に表す一文を作成 ＋ プロブレムリストの立案
⓫ 評価と介入／方針
主問題が診断 → 鑑別診断を提案 主問題が治療 → 治療のプランと根拠，予想される合併症を述べる

文献2を参考に作成.

解決すべき主問題が併存症と直接関連するなら，併存症についてまず1〜2文で述べます．それには以下の情報が役立ちます．

1. 併存症の診断日
2. 診断の経緯
3. 受診時までの症状と治療
4. 合併症
5. 他覚的検査所見（例：糖尿病→HbA1c）

② 起こらなかったこと

重要な「起こらなかったこと」の情報は鑑別診断に影響します（"pertinent negative"と呼ばれます）．

1. 全身症状
2. 主訴に関連する臓器症状（例：胸痛症例において，膿性痰がない）
3. 重要なリスク因子

③ それまでに受けた治療

> 例：搬送3日前から湿性咳嗽，膿性痰が出現し増悪しました．吸気時に増悪する右胸痛が
> 併発し鼻汁はありませんでした．搬送2日前に38℃台の発熱があり，近医でアセト
> アミノフェンの処方を受けましたが改善せず，搬送当日に呼吸困難，歩行困難となり
> 救急要請，当院へ搬送されました．

❸ 既往歴

未言及の主要な既往歴を端的に述べます．

> 例：2型糖尿病は10年前に診断され，3大合併症の指摘はありません．6カ月前のHbA1c
> は6.8％で，内服加療中です．

❹ 薬剤歴

主要な薬剤を述べます．

> 例：内服薬はACE阻害薬，メトホルミンがあります．

❺ 生活習慣 / 生活歴

飲酒，喫煙，日常生活動作（ADL），同居家族，（必要時）主介護者，職業など．

❻ アレルギー

❼ 家族歴

家族性疾患などではショートプレゼンでも必要なことがあります．

❽ 身体所見

まず全身状態とバイタルサインを述べます．
次に，取得した異常所見を述べます．さらに，鑑別診断や治療に重要な陰性所見を述べます（"pertinent negative"）．

> 例：来院時，努力呼吸があり，全身状態はやや不良でした．バイタルサインは呼吸数24
> 回/分，血圧120/70 mmHg，心拍数90回/分，SpO2 92％（鼻カニュラ2 L/分），
> 体温38.8℃，意識はGCS-E4V5M6でした．冷汗，頸静脈怒張はなく，右肺野に
> coarse cracklesがありました．呼吸音の左右差，wheezes，下腿浮腫はありませ
> んでした．

❾ 検査所見

単に異常所見を並べるのでなく，**過去との比較が重要**です．
身体所見と同様，"pertinent negative"を含めるとよいでしょう．

1. 血算（CBC）
2. 血液生化学検査：電解質，尿素窒素，クレアチニン，血糖，肝胆道系酵素
3. 尿検査
4. 単純X線
5. 心電図
6. エコー
7. 検体のグラム染色，細胞数，生化学検査

> 例：血算では白血球数が14,000 / μL，生化学では血清尿素窒素 25 mg/dL（6カ月前
> は12 mg/dL），CRP 8.5 mg/dL でした．胸部X線検査では右中肺野に新規浸潤影が
> あり，butterfly shadowはなく，心胸郭比 56 ％でした．喀痰グラム染色ではGeck-
> ler 分類グループ5，莢膜を伴うグラム陽性双球菌が3＋程度みられ，ほかの菌体は明
> らかではありませんでした．尿中肺炎球菌迅速抗原検査は陽性でした．

❿ semantic qualifier，プロブレムリスト

まとめとして「一文で患者の特徴を表す文章（semantic qualifier）」をつくり，プロブ
レムリストを立案します．1番目のプロブレムはこの症例で最も重要な問題です．

> 例：2型糖尿病の既往がある71歳男性の，3日前から増悪した湿性咳嗽，膿性痰，発熱，
> 呼吸困難の症例です．プロブレムリストは#1 市中肺炎，#2 糖尿病，#3 高血圧症と
> しました．

⓫ 評価と介入 / 方針

ここが最も重要な部分ですが，疾患各論の知識が必要なうえ，個々の状況で評価が異な
るため訓練が必要です．「この症例において，主要な未解決の問題は何か？」と考えます．

① 主問題が「診断」

未解決問題が診断なら，3〜5個の鑑別診断をあげ，最も疑わしいものを1つ選び，その
理由を述べます．次に，その他の鑑別診断について，なぜ疑わしさが下がるのかを述べま
す．

② 主問題が「治療」

未解決問題が治療なら，まず診断/問題点をあげ，自分が考える治療とその理由を述べ，
予想される合併症について述べます．

> 例：救急外来で市中肺炎と診断しました．A-DROPは3点，酸素投与も必要で入院が必
> 要と考えています．原因菌はグラム染色所見から肺炎球菌と考えます．抗菌治療はペ
> ニシリンG 1,200万単位 / 日を検討しています．喀痰培養，血液培養2セットは採取
> 済です．

ここで示したのはあくまで一例ですので，皆様が学んできたフルプレゼンテーションを
つくればよいです．毎回フルプレゼンテーションを想起する時間があるとは限りませんが，

初心者は，プレゼンまでに時間があるときに面倒でも「フルプレゼンを想起→簡略化」の手順を踏んで準備し，常に同じ型に沿ってプレゼンしましょう．慣れたらこの手順は簡略化・省略します．

 ここがポイント
> フルプレゼンテーションを想起し，取捨選択してショートプレゼンにする！

2 ショートプレゼンの3つの場面

ショートプレゼンの「型」は場面によって少し異なります．そこで，本特集では研修医が遭遇するショートプレゼンの場面を3つに分類します．基本がフルプレゼンテーションであることは共通ですので留意してください．

❶ 何かを依頼する

いわゆるコンサルテーションです．多様な疾患各論の知識が必要で，プレゼンを準備するための時間が少ないのが難点です．救急外来からのほか，入院担当患者について病棟からコンサルテーションすることもあります．

具体的なプレゼンの組み立て方は❸で後述します．

❷ 情報共有をする

入院担当患者の申し送りや回診でのプレゼンなど，方針共有を目的としたプレゼンです．❶と異なるのは，患者情報がすでにおおむね共有されている点です．詳細な患者情報は不要で，状況の変化や患者対応の申し送りにより特化した情報選択が必要です．

❸ 緊急時のコミュニケーション

患者の急変に出合ったときのプレゼンです．状況を端的に，すばやく伝えること．そして，相手に「してほしいこと」を的確に伝え実践してもらうことがプレゼンの目的です．疾患各論の知識の必要度は❶❷より少ないですが，時間が少なくマルチタスクになることが難点です．

 ここがポイント
> ショートプレゼンの3つの場面とそれぞれの目的を知る！

3 「❶ 何かを依頼する」プレゼンの型の組み立て方

「❶ 何かを依頼する」プレゼンの型の組み立て方を解説します（図）．

なお「❷ 情報共有をする」「❸ 緊急時のコミュニケーション」も，根本的には組み立ての流れは同じです（情報収集→フルプレゼン想起→情報取捨選択→ショートプレゼン組み

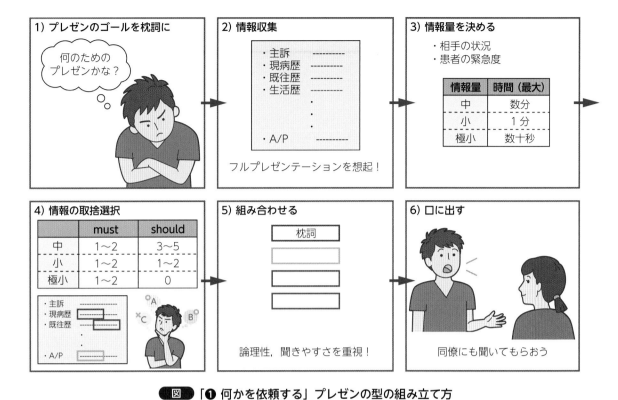

図 「❶ 何かを依頼する」プレゼンの型の組み立て方

立て）が，その特徴をかんがみた型を設けて練習するのがよいでしょう．詳細は各論「担当入院患者の定時プレゼン」（p.1054〜），「入院患者が急変したときのショートプレゼン」（p.1062〜）をご覧ください．

1) プレゼンのゴールを枕詞にする

　　ショートプレゼンは結論から話すことが重要です．コンサルテーションを受ける側は「Aさんは糖尿病の既往のある71歳男性です．3日前からXXがあり，…」などと突然話されても，何を相談されているのか，何をしたらよいのかわからず，フラストレーションが溜まります．多忙なコンサルト先の医師に配慮し，聞きやすいようにまずゴールを述べましょう．

> 例：「入院のお願いです」
> 　　「診察をお願いできますでしょうか」

2) フルプレゼンテーションに必要な情報を集める

　　「**1**大原則：フルプレゼンをショートにしていく」を参考に，フルプレゼンテーションに必要な情報を集めます．

3) ショートプレゼンの情報量を判断する

ショートプレゼンの情報量（時間）は，置かれた状況に依存します．

以下を参考に，「中（1〜数分）」「小（1分前後）」「極小（十秒〜数十秒）」で判断します．

> ・**プレゼンする相手の状況**：どの診療科か．当該患者を知っているのか，初診患者か．相手は忙しいのか．日勤帯か当直帯か．相手のプレゼンの好み，いつも問われることは．
> ・**患者の緊急度**：気道・呼吸・循環・意識（ABCD）にかかわる状況か．Golden time疾患か．Golden time疾患の場合，残り時間はどれくらいあるか．

4) 情報を取捨選択する

「3) ショートプレゼンの情報量を判断する」で決めた情報量に応じ，以下を参考に情報の取捨選択を行います．

> **中** ：must say 1〜2つ，should say 3〜5つ
> **小** ：must say 1〜2つ，should say 1〜2つ
> **極小**：must say 1〜2つのみ

ここで，must sayに回す内容は患者の状況やプレゼンの枕詞によって異なります．陽性所見のみではなく，重要な陰性所見がmust sayに回ることもあります．

選択しなかった情報は忘れるのではなく，問われたときに出せるように隠しもっておきます．

5) 選んだ情報を組み合わせる

選んだ情報を述べる順序を考えます．**重要なのは，コンサルト先の医師が聞きやすい論理性を重視すること**です．フルプレゼンテーションは，前述した流れ，また時系列に沿ってプレゼンすると聞きやすい一方，ショートプレゼンはあえてフルプレゼンの流れや時系列を外して述べる方が聞きやすいこともあります．

1) の枕詞は必ず最初に据えましょう．

6) 1回は声に出す

慣れるまでは，コンサルテーションの前に自分で一度プレゼンしましょう．枕詞ははっきりしているか，長すぎないか，必要な情報は入っているか，を意識します．時間があるなら同僚に聞いてもらうのもよいです．多方面からフィードバックを受けることは上達を早めます．

 ここがポイント

まず情報量を決め，情報を取捨選択し，組み合わせる！

■ おわりに

　本稿ではショートプレゼンの基本となるフルプレゼンテーションの一例を示し，ショートプレゼンの主要な3場面を紹介し，そのうち「❶ 何かを依頼する」プレゼンの型の一例を提示しました．

　重要なのは，自分のよい型をつくること，型に沿ってくり返し練習し，可能な限りフィードバックをもらうことです．本稿が皆様の参考になれば幸いです．

■ 引用文献

1）「あの研修医はすごい！と思わせる 症例プレゼン」（松尾貴公，水野 篤／著），羊土社，2019
　↑症例プレゼンについて非常にわかりやすくまとめられています．研修医必読．

2）Steve McGee：Oral Case Presentation Guidelines for 3rd year Medicine Clerkship. 2018
　https://education.uwmedicine.org/somrural/wp-content/uploads/sites/3/2019/04/Inpatient_Oral-Case-Presentation.pdf（2024年3月閲覧）
　↑筆者がフルプレゼンテーションについて学生に伝える際に参考にしているガイドです．

Profile

石井潤貴（Junki Ishii）

広島大学大学院 医系科学研究科 救急集中治療医学
詳細はp.992参照.

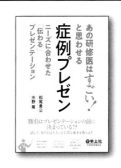

【Part 1：何かを依頼する】

循環器内科へのコンサルト

大森崇史

①Golden time がある，あるいは ABCD にかかわる病態のときは端的なプレゼンを行う
②診断・重症度・侵襲的治療の3点で情報を整理する
③重症度やリスクスコアをプレゼンに組み込む

■ はじめに

　　循環器内科へのコンサルトが必要な症例は重症度や緊急性も高いことも多く，コンサルトの電話をする前はとても緊張しますよね．この稿では救急部で勤務する初期研修医が循環器内科へコンサルトをする場合，という状況を想定してお話します．この稿を読んで，循環器内科へのコンサルトの苦手意識を払拭しましょう！

1 端的なプレゼンを期待する病態

　　次の表1に示す Golden time がある，あるいは ABCD にかかわる病態のケースに関しては，電話で冗長なコンサルテーションをする時間はありません．「循環器内科医に早く情報を伝え，診療に参加してもらうこと」がゴールです．

　　今回は，研修医の先生が遭遇しやすく，難しいと感じる症例を中心に解説していきます．

表1 端的なプレゼンが求められる病態

	病態
Golden time がある	ST 上昇型心筋梗塞
	急性下肢動脈閉塞
ABCD にかかわる	心原性ショック
	心停止
	肺塞栓症

2 非ST上昇型急性冠症候群の場合

ST上昇型心筋梗塞だと話が早いのですが，非ST上昇型急性冠症候群（non-ST-elevation acute coronary syndromes：NSTE-ACS）のときはコンサルトの難易度が上がります．緊急性・重症度を的確に循環器内科に伝達できるプレゼンをめざしましょう．

> **症例1**
>
> 季節は冬．あなたは初療を担当した救急部ローテーション中の初期研修医です．数日前から安静時胸痛をくり返していた66歳男性が，TV鑑賞中に胸痛と冷汗を発症したため救急搬送されました．あなたはNSTE-ACSを疑い，最も外来が忙しい時間帯の循環器内科医に電話相談します．

1) プレゼンのゴールを枕詞にする

例 「ACSを疑う症例です．診察をお願いします」

「ACSかもしれないけど，自信がないし…」などモジモジしている時間はありません．ACSの定義を理解し，「ACSを疑う」と断言できるようになりましょう．

> **ここがポイント**
>
> ACSとは冠動脈粥腫の破綻とそれに伴う血栓形成による心筋虚血・壊死に陥る病態を示す症候群です[1, 2]．不安定狭心症，心筋梗塞，および虚血に基づく心臓突然死が一括してACSとして考えられます．不安定狭心症は新規発症，または安静時，または軽労作で発作が起こる狭心症です[3]．一般に持続時間は数分未満で心筋逸脱酵素の上昇はありません．心筋梗塞は20分以上症状が持続し，心筋逸脱酵素が上昇します．心電図におけるST上昇の有無でST上昇型心筋梗塞と非ST上昇型心筋梗塞に分類されます．
>
> 不安定狭心症と非ST上昇型心筋梗塞は初療時の鑑別は困難であり，両者をあわせてNSTE-ACSと称します[4]．

2) フルプレゼンで必要な情報を集める

ACS診療は非常にスピーディに行われます．初療をしながら必要な情報を1人ですべて

表2 NSTE-ACS予後判定のためのTIMIリスクスコア[7]

年齢≧65歳	1 pt
3つ以上の冠危険因子（家族歴，高血圧，高コレステロール血症，糖尿病，現喫煙）	1 pt
既知の冠動脈疾患（狭窄度≧50％）	1 pt
7日以内のアスピリンの使用	1 pt
24時間以内に2回以上の狭心症状の存在	1 pt
心電図における0.5 mm以上のST偏位の存在	1 pt
心筋バイオマーカーの上昇	1 pt
0～2 pt：低リスク，3～4 pt：中リスク，5～7 pt：高リスク	

集めるのは不可能です．重要性・緊急性が高い情報を優先して，スタッフで協力し効率よく情報を集めましょう．

 ここがピットフォール

　　STEMIなどGolden timeがある症例では血液生化学検査の結果を待たずにコンサルトをしましょう！ 高感度トロポニンIや血清クレアチニン値は迅速検査が可能で測定できている場合は伝えましょう．

　GRACE ACSリスクスコア[5, 6]・TIMIリスクスコア[7]などを用いることで，非ST上昇型急性冠症候群（NSTE-ACS）のリスク評価が可能になります．これらの項目を緊急性に応じてプレゼン時に織り込むことで，重症度評価をイメージしやすくなります．

 ここがポイント

　　NSTE-ACSはリスクしだいで早期侵襲的治療を行うかどうかを評価します．薬剤治療抵抗性の胸痛，心不全の合併，高感度トロポニンIの上昇などは高リスクと判断されます．またTIMIリスクスコアなどのリスクスコアは本来長期予後を予測するために開発されたスコアですが，診断早期のリスク評価にも使用可能です．

　今回の症例におけるフルプレゼンに必要な情報を以下にまとめます．

【年齢・性別】66歳　男性
【主　訴】胸背部絞扼感
【現病歴】来院数日前より安静時に1分ほど持続する胸痛があった．来院当日11時45分に料理番組を観はじめたときに強い胸背部絞扼感が生じた．10分以上たっても改善せず，救急要請を行った．来院後も症状が持続している
【既往・患者背景】高血圧，2型糖尿病（HbA1c 8.2％），脂質異常症
　　　　　　　　喫煙：20本/日×34年，飲酒：ストロング系チューハイ1,000 mL/日
　　　　　　　　母が心筋梗塞でカテーテル治療歴がある
【身体所見】意識レベル：JCS Ⅰ-1，GCS15（E4V5M6）
　　　　　　バイタルサイン：血圧118/50 mmHg，脈拍102回/分・整，体温36.1℃，

呼吸数24回/分, SpO$_2$ 96%

顔面蒼白で四肢冷感湿潤なし, Ⅲ音・心雑音・肺ラ音を聴取しない

頸静脈怒張なし, 両側アレンテスト[※1] 陰性, 両側大腿動脈触知良好

【検査所見】

　[心電図] V1～3でdown slope型のST低下, V2でR/S > 1.0[※2]

　[画像検査] 胸部単純X線, 胸部造影CT, 心エコー

　[血液検査] 血清クレアチニン (迅速), 高感度トロポニンⅠ上昇

【評価と介入】#1. NSTE-ACS

　　　TIMIリスクスコア：5 pt, 高感度トロポニンⅠ上昇

　　　最も考えられる診断：NSTE-ACS (高リスク)

　　　鑑別疾患：肺塞栓症, 大動脈解離

【方　針】高リスクのNSTE-ACSを疑う. 早期侵襲的治療が推奨される

　　　　→循環器内科医にすぐ診察を依頼

※1：アレンテスト (Allen's test)[8] は手の循環を評価する身体診察手技です. 特に橈骨動脈の穿刺を行う際に動脈が閉塞していないかを調べる方法として, 麻酔・循環器領域等で用いられます.

※2：古典的にR波の幅が40 msec以上 かつ／またはV1あるいはV2のR/S > 1.0が純後壁梗塞を疑う指標とされます[9] が, 右脚ブロックやWPW症候群, 右室肥大でも生じます. 病歴からACSを疑うが明らかなST上昇所見がない場合は, V7～9誘導を評価してみましょう[10].

3) プレゼンの情報量を判断する

プレゼンする相手の状況：時期は冬. 循環器外来・病棟は患者さんが多く, コンサルト相手はとても忙しい.

緊急度：高リスクのNSTE-ACSであり, 早期侵襲治療が必要なため緊急度は高い.

→情報量：小

なるべくシンプルに重症度・緊急性を伝える必要があります.

4) 情報の取捨選択をする

情報量：小

must say：発症時刻・ACSを疑うこと

should say：症状が現在も持続, TIMIリスクスコア5点

　まず伝えたいのは発症時刻とACSを疑うことです. 追加情報はケースごとに重要な点を判断して伝えます. 循環器内科医はプレゼンを聞きながら ① 診断, ② 重症度, ③ 侵襲的治療に関することが気になりますので, 聞かれてもよいように準備をしておけるとよいでしょう (表3).

5) プレゼンを組み立てる

―電話にて―

研修医　　　「外来中失礼します, 救急部研修医の○○です. 11時45分発症のACSを

表3 これがあったら伝えたい所見：ACS版

① 診断に必要な情報	・症状（胸痛の性状，発症時間，現在も症状が持続するかなど） ・心血管リスク（喫煙歴，家族歴，基礎疾患など） ・12誘導心電図（右室・純後壁梗塞を疑う場合はV4R・V7・V8・V9も） ・迅速高感度トロポニンIの結果 ・ほかの胸痛をきたす疾患を除外する検査（胸部X線，造影CTなど）
② 重症度判定	・年齢（極端に若い，あるいは高齢） ・バイタルサインの異常 ・迅速血清クレアチニン値の結果 ・TIMIリスクスコア：中〜高リスク ・GRACE ACSリスクスコア：中〜高リスク ・Killip分類：II〜IV
③ 侵襲的治療 （本例であればカテーテル治療に関する情報）	・同意取得の可否（本人の意思決定能力，代理意思決定者の有無） ・造影剤使用の可否（血清クレアチニン値，メトホルミン使用の有無，アレルギー） ・凝固障害または血小板減少症 ・橈骨・上腕・大腿動脈の異常所見 ・大動脈解離や心室中隔穿孔を疑う所見

　　　　　　　　疑う方が搬送されています．急ぎ診察をお願いしたくご連絡差し上げました」

循環器内科医「わかりました．もう少し状況を伺ってもよいですか」

研修医　　　「はい．66歳で高血圧，2型糖尿病，喫煙歴のある男性で，**胸部絞扼感は現在も持続**しています．心電図ではV1〜3にST低下があり，迅速検査で高感度トロポニンIが上昇しています．**TIMIリスクスコアは5点**です」

循環器内科医「なるほど，後壁梗塞かもしれませんね．心電図で背部誘導の評価と心エコーをお願いします．すぐ向かいますね」

—V7〜9でST上昇，心エコーで後壁の壁運動が高度に低下していた—

循環器内科医「心筋梗塞を疑いますので，すぐカテーテル検査にすすみましょう．○○先生，端的でいいプレゼンでした！」

診断は#14の純後壁梗塞，door to device time 60分未満を達成できた

3 慢性心不全の場合

　　　次に比較的待てる事例のプレゼンを考えていきましょう．

症例2

　あなたは初療を担当した救急当直中の初期研修医です．3日前から動悸と息切れが増悪した72歳男性が，呼吸困難で搬送されました．あなたは慢性心不全と考え初療を行い，夜間宅直の循環器専門医に電話でコンサルテーションを行います．

表4 フラミンガムうっ血性心不全診断基準 [12]

大項目を2項目，あるいは大項目を1項目および小項目を2項目有するもの
大項目
・発作性夜間呼吸困難あるいは起坐呼吸 ・頸静脈怒張 ・ラ音聴取 ・心拡大 ・急性肺水腫 ・Ⅲ音奔馬調律 ・静脈圧上昇 > 16 cmH₂O ・循環時間 ≧ 25秒 ・肝頸静脈逆流
小項目
・足の浮腫 ・夜間の咳 ・労作時呼吸困難 ・肝腫大 ・胸水 ・肺活量最大量から1/3低下 ・頻脈（心拍 ≧ 120拍／分）
大項目あるいは小項目
・治療に反応して5日で4.5 kg以上体重が減少した場合

1) プレゼンのゴールを枕詞にする

例「慢性心不全の症例で，入院のご相談です」

今回のメインメッセージは入院診療の依頼です．ご高診を…などと言葉を濁さず直球で伝えましょう．

2) フルプレゼンで必要な情報を集める

心不全は臨床症候群であり，日本循環器学会の『急性・慢性心不全診療ガイドライン』の診断アルゴリズム [11] やフラミンガム心不全診断基準（表4）[12] をもとに判断を行います．

 ここがポイント

BNP値の上昇も心不全の重要な診断基準の1つです．日本心不全学会 『血中BNPやNT-proBNP を用いた心不全診療に関するステートメント2023年改訂版』[13] では，心不全診断のカットオフ値が変更され，BNP ≧ 35 pg/mL または NT-proBNP ≧ 125 pg/mL とされています．

フルプレゼンに必要な情報を以下にまとめます．

【年齢・性別】72歳　男性
【主　訴】発作性夜間呼吸困難感，浮腫，動悸

【現病歴】2週間前に感冒症状，1週間前から浮腫，3日前から動悸と労作時息切れ，来院
　　　　当日に急速に悪化する呼吸困難感

【既往歴】COPD，脂質異常症，高血圧症，心不全の入院歴あり

【生活歴等】喫煙：20本/日×52年

【家族歴】血縁に濃厚な心血管疾患既往あり

【バイタルサイン】血圧192/110 mmHg，脈拍122回/分・不整，体温35.5℃，呼吸
　　　　数36回/分，SpO2 91% リザーバーマスク10 L/分

【身体所見】身長170 cm，体重58 kgで先月より7 kg増えている．意識レベル：JCS
　　　　Ⅰ-1，GCS15 (E4V5M6)．両側胸部でラ音を聴取，下腿浮腫あり．

【検査所見】
　　[血液検査] 血液ガス分析，血清クレアチニン値，CRP，BNP
　　[画像検査] 胸部単純X線，12誘導心電図，心エコー，肺エコー

【評価と介入】#1. 急性呼吸不全
　　　　最も考えられる診断：慢性心不全の急性増悪
　　　　鑑別疾患：COPDの急性増悪，細菌性肺炎，肺塞栓症
　　　　ニトログリセリン，NPPV，フロセミドの治療に良好に反応する

【方　針】循環器内科で入院治療

3) プレゼンの情報量を判断する

プレゼンする相手の状況：宅直中の循環器内科医．来院まで30分ほど時間がかかる．
緊急度：初期治療で状態は安定しており，急を要さない．

以上から比較的落ち着いてプレゼンを組むことができそうです．

4) 情報の取捨選択をする

情報量：中
must say：年齢・性別，主訴
should say：心血管リスク，身体診察所見，胸部単純X線，BNP値，初期治療への反応

症例1と同様，循環器内科医は ① 診断（呼吸不全の原因が慢性心不全以外に考えられる
ものはないか），② 重症度の判断，③ 侵襲的治療の必要性が気になるのでそれらに該当す
る項目をピックアップしてショートプレゼンをつくりましょう（表5）．

5) プレゼンを組み立てる

研修医　　　「慢性心不全急性増悪の症例で，入院のご相談です．COPDで近医通院中
　　　　　　の72歳男性が発作性呼吸困難のため当院に搬送されました．2週間前に
　　　　　　感冒症状があり，1週間前から下腿浮腫が出現，数日前から労作時の息切
　　　　　　れがあったようです．本日夜に呼吸困難感が出現し，当院に搬送されまし
　　　　　　た．来院時，血圧192/110 mmHg，脈拍122回/分，酸素10 L/分投与

表5　これがあったら伝えたい所見：心不全版

① 診断・鑑別に 必要な情報	・症状（ラ音，Ⅲ音，浮腫，頸静脈怒張） ・心不全リスク，増悪要因 ・過去の心不全入院歴 ・BNP あるいは NT-proBNP ・ほかの呼吸困難をきたす疾患を示唆する所見
② 重症度判定	・NYHA 分類 ・バイタルサインの異常 ・酸素必要量・非侵襲的陽圧換気の設定 ・Nohria-Stevenson 分類：特に C ・心エコー（LVEF，弁膜症，心肥大，心拡大） ・投薬への反応（硝酸薬，利尿薬，強心薬など）
③ 侵襲的治療	・虚血性心疾患 ・頻脈・徐脈性不整脈 ・心原性ショック ・手術適応のある心血管疾患 ・ICU 入室の適応

　　　　　　　　下でSpO₂ 91 ％でした．両側胸部でラ音を聴取し，下肢浮腫があります．胸部X線でbutterfly shadowと心拡大があり，BNP 値は850 pg/mLでした．慢性心不全の急性増悪と考え，ニトログリセリン舌下スプレー，NPPVを使用したところ，呼吸苦は改善しました」

循環器内科医　「COPDの急性増悪というより心不全でよさそうですね．治療への反応はどうでしょうか」

研修医　　　　「フロセミドを静注したところ1時間尿量は600 mLでした．まだNPPVを装着していますが，呼吸循環ともに安定しています」

循環器内科医　「わかりました，入院手続きを進めてください」

4　コンサルト先が思うこと

　循環器内科医がコンサルトで最も困るのは「緊急対応が必要な疾患なのにコンサルテーションが遅い，あるいはコンサルトされない」という点ではないでしょうか．もし緊急性の高い疾患を疑ったら，失敗を恐れずにすぐにコンサルトをしてください．そして失敗をしたら，必ずフィードバックを受けて次に活かしてください．

　日本循環器学会のガイドラインは無料で公開されています．緊急性の高い疾患の診断基準や診断アルゴリズムについて一読いただけると，コンサルトの成功率は高まります．ぜひ本書とあわせてタイムリーなコンサルトに活かしてください．

おわりに

　生成AIが医療文書作成に貢献している現代も，コンサルテーションスキルは代替不可能な要素です．コミュニケーションの質，人間関係，臨床の複雑さや書かれていない情報の理解，さらには個々の経験や施設の実績に基づく判断は，今のところAIの手に余るもの．どの専門分野であろうと，どの地域であろうと，このスキルは医師にとって必要不可欠ですので，しっかりと身につけていくことをおすすめします．

引用文献

1）Davies MJ & Thomas AC：Plaque fissuring--the cause of acute myocardial infarction, sudden ischaemic death, and crescendo angina. Br Heart J, 53：363-373, 1985（PMID：3885978）
2）Fuster V, et al：The pathogenesis of coronary artery disease and the acute coronary syndromes（1）. N Engl J Med, 326：242-250, 1992（PMID：1727977）
3）Braunwald E：Unstable angina. A classification. Circulation, 80：410-414, 1989（PMID：2752565）
4）日本循環器学会：急性冠症候群ガイドライン（2018年改訂版）
https://www.j-circ.or.jp/cms/wp-content/uploads/2018/11/JCS2018_kimura.pdf（2024年4月閲覧）
5）Granger CB, et al：Predictors of hospital mortality in the global registry of acute coronary events. Arch Intern Med, 163：2345-2353, 2003（PMID：14581255）
6）Eagle KA, et al：A validated prediction model for all forms of acute coronary syndrome：estimating the risk of 6-month postdischarge death in an international registry. JAMA, 291：2727-2733, 2004（PMID：15187054）
7）Antman EM, et al：The TIMI risk score for unstable angina/non-ST elevation MI：A method for prognostication and therapeutic decision making. JAMA, 284：835-842, 2000（PMID：10938172）
8）Allen EV：Thrombo-Angiitis Obliterans. Bull N Y Acad Med, 18：165-189, 1942（PMID：19312256）
9）Perloff JK：The Recognition of Strictly Posterior Myocardial Infarction by Conventional Scalar Electrocardiography. Circulation, 30：706-718, 1964（PMID：14226169）
10）Shemirani H & Nayeri-Torshizi E：Electrocardiographic characteristics of posterior myocardial infarction in comparison to angiographic findings. ARYA Atheroscler, 11：30-35, 2015（PMID：26089928）
11）日本循環器学会，日本心不全学会：急性・慢性心不全診療ガイドライン（2017年改訂版）
https://www.j-circ.or.jp/cms/wp-content/uploads/2017/06/JCS2017_tsutsui_h.pdf（2024年4月閲覧）
12）McKee PA, et al：The natural history of congestive heart failure：the Framingham study. N Engl J Med, 285：1441-1446, 1971（PMID：5122894）
13）日本心不全学会：血中BNPやNT-proBNPを用いた心不全診療に関するステートメント2023年改訂版
https://www.asas.or.jp/jhfs/topics/bnp20231017.html（2024年4月閲覧）

Profile

大森崇史（Takashi Ohmori）

福岡ハートネット病院 総合内科・循環器内科・地域連携支援部
循環器専門医・緩和医療専門医として，心不全の緩和ケアの普及・啓発・実践に取り組んでいます．編者企画の石井先生が初期研修医のときに私は後期研修医として飯塚病院で一緒に勤務をしていました．あの頃と変わらず熱い思いをもってこの本の編集をしていると思うと目頭が熱くなります．

【Part 1：何かを依頼する】
整形外科へのコンサルト

三谷雄己

① 整形外科医が欲しているのは，緊急性や手術適応を判断するための情報！

② 骨折に隠れた血流・運動・感覚障害を見逃さず，遅延なくコンサルト！

③ 治療までの流れを意識した情報共有が，すみやかな治療開始と機能回復につながる！

■ はじめに

1）整形外科領域の疾患は遭遇する機会が多い

救急外来で対応する疾患の15％は整形外科関連疾患ともいわれており[1]，実臨床では避けて通ることはできません．この稿では，他科から整形外科医が何かをコンサルトされるときに，どんなことを考えながら話を聞いているのかという整形外科医特有の思考回路を理解し，それらを活用したショートプレゼンの組み立て方を学んでいきましょう．

2）整形外科医の思考回路とコンサルトに求める情報

私見ですが，整形外科医がコンサルトされる際に考えていることは大きく3つあると考えます．

❶ 緊急で対診・治療介入が必要かどうか

例えば手術中にコンサルトを受けた場合，手術室から退出してすぐに診察もしくは治療介入が必要な症例かどうかは重要なポイントです．また，緊急手術が必要かどうかで，手術室や科内への連絡や調整は大きく変わります．

❷ 手術加療が必要かどうか

　手術が必要そうであった場合，どんな手術器具が必要そうか，手術室の手術枠の空きはどうであったかなどを頭の片隅で考えながら話を聞いています．

❸ dispositionをどうするか

　例えば同じ骨折であっても，各症例の背景によって入院が必要なのか，外固定をして帰宅可能なのかは大きく異なります．

　裏を返せば，整形外科医は上記のことを意思決定するための情報を求めているわけです．まずは，整形外科医の思考に寄り添って，どの情報がこれらの判断に重要であり，ニーズが高いのかを理解しましょう．これらの情報は，ショートプレゼンで選択すべき情報の分類に当てはめると以下のようになります．

> **👉 ここがポイント**
> 〈整形外科へのコンサルトに含める情報のショートプレゼンにおける分類〉
> ・must say ≒緊急で対診・治療介入が必要かどうかの判断に必要な情報
> ・should say ≒手術加療が必要かどうか，またはdispositionの判断に必要な情報

1　端的なプレゼンを期待する病態

　すぐにコンサルトすべき，緊急度が高い整形外科領域の病態を表にまとめました．生命を脅かす生理学的異常を引き起こすものもある一方で，診断や治療が遅れると機能予後を悪化する，治療のGolden timeが存在する病態が数多く存在します．生命の危機だけでなく，機能予後をかなり重要視するのは整形外科領域の緊急疾患における大きな特徴の1つでしょう．例えば，外傷初期診療のガイドラインであるJATECにおいて[2]，PTD（preventable trauma death：防ぎ得た外傷死）を防ぐことは強調されていますが，これらに加えて近年では，もう1つのPTD（preventable trauma disability：防ぎ得た外傷機能障害）を防ぐためにより急性期からの整形外科医による治療介入の必要性が高まっています．

表　緊急度の高い整形外科領域の病態

生命および機能予後にかかわる病態	・化膿性関節炎/脊椎炎 ・骨盤骨折 ・脊髄損傷
主に機能予後にかかわる病態	・脊髄硬膜外血腫 ・人工関節周囲感染 ・切断指 ・開放骨折 ・脱臼骨折 ・コンパートメント症候群

2　コンパートメント症候群の場合

症例1

> 初診患者．平日日中の救急外来で脛骨骨幹部骨折と診断し，コンパートメント症候群の可能性を考えた．手術中の多忙な整形外科医にコンサルトする必要がある．

1）プレゼンのゴールを枕詞にする

　　コンパートメント症候群とは筋区画内圧の上昇による血管・神経・筋肉への循環障害のことです．阻血によって神経は受傷後2時間，筋肉は6～8時間後には不可逆な変化を生じるため，緊急性が高い病態です[3]．なるべく早く整形外科医に診察してもらうよう依頼をします．

　　　例「早めの診察をお願いします」

2）フルプレゼンで必要な情報を集める

　　他の診療科へのコンサルト同様，フルプレゼンには以下のような患者背景や現病歴，現在の身体所見の情報が重要です．

【年齢・性別】20歳　男性
【主　訴】左下腿痛
【現病歴】本日朝10時頃，バイク走行中に転倒し，左下腿を受傷され当院救急外来へ搬送された．
【既往歴】特記事項なし
【生活歴】ADL自立．自動車整備士．マンションで妻と2人暮らし
【アレルギー歴，内服歴】特記事項なし
【バイタルサイン】おおむね安定
【身体所見】左下腿の腫脹および変形あり，患肢足背動脈は触知可能，患肢足関節の底背屈も可能，患肢足部の感覚障害あり，鎮静薬を使用しても患肢の疼痛のコントロールが困難
【検査所見】単純X線写真で左脛骨骨幹部骨折あり
【評価と介入】コンパートメント症候群の可能性が高い
【方　針】筋区間内圧測定や場合によっては減張切開が必要

3）プレゼンの情報量を判断する

　　相手にとってこの症例は初診患者であり患者情報をしっかり伝達したい一方で，手術中という忙しいタイミングです．病態としてはGolden timeのある緊急性の高い疾患を疑っています．情報の量は極小とします．

4）情報の取捨選択をする

情報量は極小であるため，ショートプレゼンはmust sayの情報を1〜2個のみ含めたものとします．整形外科へのコンサルトにおけるmust sayは緊急性の高さを伝えることと同義でしたね．簡単な受傷機転や時間，骨折部位と合わせて，四肢外傷における緊急性を把握するうえで重要な身体所見である，PMSを盛り込んだプレゼンをします．

> **ここがポイント**
>
> 〈PMS：四肢外傷の緊急性を把握するうえで必ず評価すべき以下の3つの所見[4]〉
> ・P（Pulse：血流障害の有無）
> ・M（Motor：運動障害の有無）
> ・S（Sensory：感覚障害の有無）
> 画像所見の骨折に目を奪われがちだが，最低限これら所見は必ず評価を！

5）プレゼンを組み立てる

上記を踏まえて，ショートプレゼンを組み立ててみました．

> **例**「コンパートメント症候群を疑う患者さんがおり，早期の診察依頼のコンサルトです．20歳男性の交通外傷で，左脛骨骨幹部骨折を認めています．受傷は本日朝10時です．腫脹および疼痛はかなり強く，足部の感覚障害を認めています．緊急介入が必要な可能性もあるため，早めに診察をお願いします」

3 大腿骨近位部骨折の場合

症例2

平日の朝一番に救急外来で受診した患者．大腿骨近位部骨折の診断で入院加療が必要だと判断した．外来診療後の業務が落ち着いているタイミングで整形外科医にコンサルトする．

1）プレゼンのゴールを枕詞にする

大腿骨近位部骨折は，大腿骨頸部骨折や大腿骨転子部骨折などの，文字通り大腿骨近位部に生じる骨折を包括した名称です．歩行は困難であり**基本的に入院適応**です．即日で緊急手術をする必要性は必ずしもありませんが，内科的合併症で手術が遅れる場合を除き，**できる限り早期の手術が推奨されているので**[5]，入院および手術加療を依頼します．

例「入院加療をお願いします」

2) フルプレゼンで必要な情報を集める

すみやかな手術加療をめざすには，**整形外科医は先を見越した各所への連絡や調整が必要です**．コンサルトを受けつつ，整形外科医の頭のなかでは「今日は手術室が空いていそうだから緊急枠で申し込めるかな？ あ，でも大腿骨頸部骨折だったら今日できるけど，転子部骨折だったら今日別件で同じ手術が入ってるから，器材の滅菌が間にあわないかも…．慢性心不全の既往があるなら，一般的な術前の検査に加えて心エコーが必要だけど，そうなると麻酔科の先生へのコンサルの時間を考えるとギリギリ間にあうかどうか…そもそも，受傷機転に失神などの内因性の問題はないんだっけ？」と，いろんなことがフル回転しています．**時間帯によっては，コンサルトを受けた瞬間から調整をはじめなければ最短での手術加療はできません**．整形外科医は多くの情報を欲しているのです．

【年齢・性別】80歳　女性
【主　訴】右股関節痛
【現病歴】入所中の施設の屋内でつまづいて転倒し受傷．意識消失なし
【既往歴】慢性心不全，高血圧症，脳梗塞
【生活歴】介護老人保健施設入所中．要介護2．杖歩行
【アレルギー歴】なし
【内服歴】アスピリン 100 mg 1回1錠 1日1回（朝食後）
　　　　　サクビトリル・バルサルタン（エンレスト®）200 mg（ARNI）1回1錠
　　　　　1日2回（朝・夕食後）
　　　　　ビソプロロール 2.5 mg 1回1錠 1日1回（朝食後）
【バイタルサイン】SpO$_2$ 95 %（2 L/分）．その他はおおむね安定
【身体所見】もとより左不全麻痺あり．右大腿 scalpa 三角の圧痛あり．股関節の内外旋で
　　　　　疼痛あり
【検査所見】Hb 9.1g/dL の貧血あり．その他特記所見なし
【評価と介入】右大腿骨頸部骨折の診断で，入院および手術加療が必要．低酸素血症は受
　　　　　傷前からあり，おそらく心不全による胸水貯留が原因か．入院時および術前の
　　　　　一般的な検査は実施済
【方　針】整形外科に入院および加療を依頼

3) プレゼンの情報量を判断する

相手がコンサルトを聞く時間もありそうです．なるべく早期の手術がしたいところではありますが，即時手術が必要な骨折ではないため，緊急度は高くありません．コンサルト後のマネジメントがスムーズになるよう，**情報の分量は中**とします．

プレゼンする相手の状況：時間の余裕はあり．コンサルトの内容によって日中の診療やタスクの優先順位を決めたい

緊急度：高くない

情報量：中

4）情報の取捨選択をする

情報量は中であるため，must say（緊急性が伝わる情報）を1〜2つ，should say（術式や術前のマネジメントを判断するのに必要な情報）3〜5つ盛り込むイメージで組み立てます．私見ですが，大腿骨近位部骨折の場合，入院や手術調整のマネジメントの肝になるのは骨折型です（図1）．折れているのが大腿骨の頸部なのか，それとも転子部なのかで術式が一変するため，必要となる助手の数や準備する手術器具などが大きく変わります．ほかの骨折に関しては，ここまで詳細な骨折型の評価を求められることは少ないのですが，年間日本で15〜20万件発生しているかなり頻度の高い骨折でもあるため[5]，ここの違いはぜひ理解してもらえるとありがたいです．

5）プレゼンを組み立てる

上記を踏まえて，ショートプレゼンを組み立ててみました．

> **例**「入院およびご加療をお願いしたい右大腿骨頸部骨折の患者さんの相談です．特別養護老人ホーム入所中の80歳の女性で，屋内でつまづいて受傷されました．既往症は慢性心不全や脳梗塞があり，抗血小板薬の内服歴がある方です．普段のADLは脳梗塞による左不全麻痺で杖歩行，要介護2です．転倒に内因性の原因はなく，他部位の明

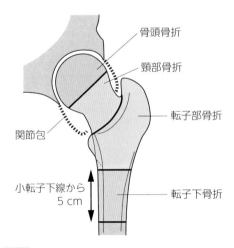

図1 大腿骨近位部骨折の分類
これらを分類してコンサルトできるとよりよい．

> らかな外傷はありません．バイタルサインとしてはもともと転倒前より心不全による
> 胸水貯留があり，施設でも酸素 2 L／分投与を要していますが，その他はおおむね安
> 定しており，採血ではHbが9.1 g/dLの貧血がありました．輸血検査や画像検査，心
> 電図などの一般的な入院および術前の検査は実施済です．入院および手術加療をお願
> いします」

 ここがポイント

> 初療でどこまで検査や介入をしているか，そして骨折以外の問題点の評価も併せて伝え
> るとその後の入院や手術までの調整がよりスムーズに！

4 脊椎椎体骨折の場合

症例3

> 休日午後の救急外来で，4日前からの増悪する腰痛の患者を対応した．下肢の痛みやしびれ，
> 筋力低下を合併する腰椎椎体骨折の可能性を疑い，整形外科医にコンサルトする．

1) プレゼンのゴールを枕詞にする

　　脊椎椎体骨折は即日緊急で治療が必要なほど緊急度が高いものではないことが多いです
が，神経障害を伴う場合は話は別です．骨折の程度や骨の脆弱性によっては，椎体が不安
定なため椎体が押しつぶされるリスクがあり，脊髄や馬尾神経が骨片によって圧迫される
可能性があります．下肢の痛みやしびれ，筋力低下などの症状をきたした場合，ときとし
て不可逆的な神経麻痺へと進展しうるため，迅速にコンサルトが必要です．前述のPMSの
評価のポイントと同様に，**骨折を疑ったときは必ず随伴症状を確認します**[6]．

　　例「すぐに診察していただけないでしょうか？」

2) フルプレゼンで必要な情報を集める

　　腰椎椎体骨折の治療方針は，患者の年齢やADL，骨折の不安定性，認知機能低下の有無
によって異なります[7]．また，骨折の有無，そして新規骨折と陳旧性骨折の判断に有用な
のは身体診察と画像所見です．脊椎圧迫骨折に特徴的な病歴や所見として，姿勢変換時の
疼痛や背部叩打痛は知っておきましょう．

　　そして，脊椎骨折を診断するうえで感度・特異度がともに高い検査は腰椎MRIですが，
すべての腰痛に対してMRI検査を実施するのは現実的ではありません．そこで，単純X線
写真の撮影条件に，通常の正面側面の2方向に加えて，「腰椎**立位**（座位）側面」の条件を
追加しましょう．新規の骨折の場合，上下方向の不安定性があるため立位で荷重が加わる
と椎体は潰れ，座位（仰臥位）の状態と比較すると椎体高が低くなるため（図2），新規骨折
かの判断に有用です[7]．

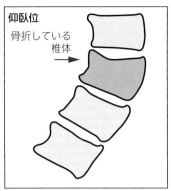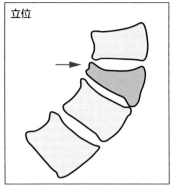

| 仰臥位 | 立位 |

骨折している椎体 →

図2 椎体骨折時の単純X線写真での見え方
新規の骨折の場合，立位のほうが座位（仰臥位）の状態と比較すると椎体高が低くなる．

【年齢・性別】75歳　女性

【主　訴】腰痛

【現病歴】4日前ベッドより転倒し，腰痛を自覚した．経時的に症状が増悪し，本日は下肢の痛みも増悪したため救急要請．

【既往歴】アルツハイマー型認知症

【生活歴】グループホーム入所中．要介護3．食事や入浴に介助を要する

【アレルギー歴】なし

【内服歴】ドネペジル（アリセプト®）5 mg 1回1錠 1日1回（朝食後）

【バイタルサイン】
　　気道：開通
　　呼吸：呼吸数16回/分，SpO2 98 ％（室内気）
　　循環：心拍数80回/分，血圧149/90 mmHg
　　意識：GCS 14（E4V4M6），JCS I -3
　　体温：腋窩温36.8℃

【身体所見】ストレッチャーの移乗時や上半身の挙上で腰痛の増強あり．安静時腰背部痛は軽度．L1領域に叩打痛あり．両下肢のしびれ，疼痛あり．下肢筋力低下あり膝立て困難

【画像検査所見】単純X線写真で第1腰椎の椎体圧潰あり．立位での撮影は困難．

【評価と介入】腰椎椎体骨折の診断で，入院および場合によっては手術加療が必要．神経障害も合併しており，緊急手術の可能性もある．入院時および術前の一般的な検査は実施済

【方　針】整形外科に入院および加療を依頼

3）プレゼンの情報量を判断する

　　業務中の忙しい時間帯と比較すると時間的猶予はありますが，今回は特に緊急手術が必要な可能性があるため緊急度は高くなります．相手にとって初診の患者なので，ある程度の情報量を伝えつつ，端的にまとめて急ぎの対診依頼をするために，ボリュームは小とします．

> **プレゼンする相手の状況**：休日中で手は空いている
> **緊急度**：高い
> **情報量**：小

4）情報の取捨選択をする

　　情報量は小であるため，must say（緊急性を伝える情報）は1～2つ，should say（治療方針やdispositionを判断する情報）は1～2つが妥当でしょう．

5）プレゼンを組み立てる

　　上記を踏まえて，ショートプレゼンを組み立ててみました．

> **例**「緊急で診察をお願いしたい，神経障害を合併した腰椎椎体骨折の患者さんの相談です．グループホーム入所中の75歳の女性で，4日前にベッドから転倒した後より腰痛が増悪しており，本日からは下肢のしびれや筋力低下がみられています．腰痛は体位変換で増悪し，第1腰椎レベルで叩打痛を認め，レントゲンでも第1腰椎の骨折を認めます．遅発性の神経障害の可能性があるため，すぐに診察していただけないでしょうか？」

5 コンサルト先が思うこと

　　まずはすぐに専門科を呼ぶべき緊急度の高い疾患を覚えましょう．そして，救急外来の整形外科領域疾患の約70％ともいわれる[1]，**頻度の高い骨折の診療を学習します**．ここで大切なのは，それらの名前を覚えるだけではなく，**早期に疑うべき病歴や身体所見も合わせて学ぶことです**．

　　また，画像所見では診断しにくい骨折症例に臨床現場では数多く出合います．**病歴と身体所見を参考にして骨折の検査前確率が高い場合は，たとえ画像検査で骨折がはっきりしなかったとしても，骨折として対応しましょう**．例えば，下肢であれば荷重歩行が可能かどうか，上肢や頸椎であれば自動可動域が健側と比較して差がないかなどが，骨折を判断する身体所見として重要です[6]．

おわりに

　最後に，私がコンサルトにおいて最も大切だと思うことをお伝えします．それは，コンサルトした後のコミュニケーションや態度です．コンサルトする側，される側も含めて，私達は患者さんへよりよい医療を提供するための仲間です．コンサルトした後，専門科が来るまでの間に画像所見を見えやすいようにカルテに表示してくれていたり，処置の物品を準備してくれる思いやりや真心は，必ず伝わります．逆に救急外来に到着しても誰もおらず，申し送りさえなかったり，控室からこれから飲み会に行く楽しそうな声だけが聞こえてくるなんていうのは…言わずもがなですね．ぜひ皆さんは，感謝やねぎらいの言葉で専門科を迎え入れ，一緒に患者さんをよくする仲間として協力するよう心がけてみてください．

引用文献

1) Howell A, et al：The burden of bone, native joint and soft tissue infections on orthopaedic emergency referrals in a city hospital. Ann R Coll Surg Engl, 98：34-39, 2016（PMID：26688397）
2) 「改訂第6版 外傷初期診療ガイドラインJATEC」（日本外傷学会，日本救急医学会/監，日本外傷学会外傷初期診療ガイドライン改訂第6版編集委員会/編），へるす出版，2021
　　↑外傷診療の型はこのガイドラインで学びましょう．プロバイダーコースもぜひ受講してみてください．
3) Egan AF & Cahill KC：Compartment Syndrome. N Engl J Med, 377：1877, 2017（PMID：29117495）
4) 「マイナーエマージェンシー－はじめの一歩－」（松原知康，茂木恒俊/著），メディカル・サイエンス・インターナショナル，2023
　　↑整形外科の緊急性の高い病態，個別性の高い手技がわかりやすくまとまっています．
5) 「大腿骨頚部/転子部骨折診療ガイドライン2021改訂第3版」（日本整形外科学会，日本骨折治療学会/監，日本整形外科学会診療ガイドライン委員会/大腿骨頚部/転子部骨折診療ガイドライン策定委員会/編），南江堂，2021
6) 「レジデントノート Vol.24 No.15 救急・ERを乗り切る！整形外科診療」（手島隆志/編），羊土社，2022
　　↑救急外来のセッティングでの整形外科診療の学びはじめに最適です．
7) 宮川 慶：高齢者の脊椎圧迫骨折を疑う場合．medicina, 57：728-730, 2020

参考文献・もっと学びたい人のために

1) 「骨折ハンター レントゲン×非整形外科医」（増井伸高/著），中外医学社，2019
　　↑非専門医が知っておくべき骨折の診断や治療の知識が網羅的に学べます．

Profile

三谷雄己（Yuki Mitani）

県立広島病院 整形外科/広島大学 救急集中治療医学 所属
日々インプットと同時にアウトプットを心がけることで成長していく，「知行合一」をモットーに，執筆や発信に勤しんでいます．各種SNSでは『踊る救急医』名義で発信をしているのですが，最近はサウナにハマりすぎて，『ととのう救急医』になりつつあります．

【Part 1：何かを依頼する】
脳神経内科へのコンサルト

菊本　舞

① 「緊急性」と「脳神経内科診察の必要性」を伝えるためのキーワードを意識しよう

② 検査結果が揃うのを待つと治療介入の遅れが生じる可能性があるため，コンサルテーションのタイミングに注意しよう

③ 治療介入を見据えて自分がしておくべきことや必要な指示をもらうようにしよう

はじめに

　　研修医の先生方にとって，脳神経内科にコンサルテーションを行う際のプレゼンは「診察や検査がどこまで進んだ時点で連絡したらいいかわからない」，「鑑別診断が思い浮かばない」といった難しさがあるかもしれません．しかし，プレゼンに含める情報を選ぶ基準をあらかじめ把握していれば，よりすみやかなコンサルテーションを行うことができます．本稿では，特に救急外来からのコンサルテーションを念頭においてショートプレゼンの型を呈示します．

　　まず脳神経内科診察の必要性が高い状態を示します（表1）．これを踏まえ，以後を読み進めていただけたらと思います．

1 端的なプレゼンを期待する病態

　　脳神経内科疾患においても，他臓器と同様に「突然発症または急性の経過」をたどっている症例は緊急性の高いことが多く，基本的に端的なプレゼンテーションが必要です（表2）．

　　まず，最も簡潔なプレゼンテーションが求められる疾患の代表例は**血栓溶解療法や血栓回収療法の治療適応に時間制限がある脳梗塞**です（表3）．「突然発症または急性の経過」で

表1 脳神経内科診察の必要性が高い状態の例

	神経疾患である可能性を示唆する情報
臨床所見	筋力低下,「しびれ感」などの感覚障害, めまい, ふらつき, 不随意運動, しゃべりにくさ, 意識障害・異常行動
血液検査	電解質異常や代謝性疾患（肝性脳症など）が除外できている, 脳血管障害リスク因子がある
画像検査	頭部CT, 頭部MRIでの異常所見がある

表2 端的なプレゼンテーションを期待する病態

治療にGolden timeのある疾患	脳梗塞
ABCD（気道・呼吸・循環・意識）にかかわりやすい病態	痙攣重積, Guillain-Barré症候群, 細菌性髄膜炎, ヘルペス脳炎
神経疾患の進行に伴う急性の異常	筋萎縮性側索硬化症, 重症筋無力症

表3 脳梗塞超急性期の再開通療法について

✓ **静注血栓溶解療法**：原則発症（目撃者がいない場合は最終健常時刻）から4.5時間以内に治療可能な脳梗塞患者に対して行う. ただし, 発症時刻不明でもMRIのFLAIR像で虚血巣があまり出現していなかったら適応範囲内となることがある.

✓ **経カテーテル的血栓回収術（血管内治療）**：当初発症8時間以内の再開通が治療適応とされたが, 重症度や画像所見に応じて治療適応時間が拡大されてきている.

✓ 治療適応時間内であっても, 治療開始が早いほど良好な転帰が期待できる. 来院後, 少しでも早く治療がはじめられるよう, 連携が求められる.

文献1, 2を参考に作成.

麻痺や発語障害をきたした症例の場合はすみやかなコンサルテーションを行いましょう.

　神経疾患もABCD（気道・呼吸・循環・意識）が基本で, **全身管理を要する症例は早急なコンサルテーションが必要**です. 代表的な疾患としては痙攣重積, Guillain-Barré症候群, 細菌性髄膜炎, ヘルペス脳炎ですが, これらも「突然発症または急性の経過」の神経学的症状にABCDの異常を伴います.

　本領域の特徴の1つとして, 神経疾患の進行に伴い,「急性の経過」で呼吸障害などが出現する場合もあります. この場合も, 外来カルテ記載に基づき既往歴と直近の経過に触れたうえで,「ABCDにかかわる病態」に準じてコンサルテーションを行います. 特に神経難病の場合は, 急変時に気管挿管を行うかどうかなどの意思決定がなされていることもあり, リヴィング・ウィルを含めた記録はないか確認しておきましょう.

2 Golden time のある疾患の場合

症例1

62歳男性．5年前に検診で高血圧症と糖尿病を指摘され，降圧薬と経口糖尿病薬を内服していた．1年ほど前からときどき動悸の自覚があり，内科で不整脈の可能性を疑われ，ホルター心電図の精査を予定されていた．17時30分，職場で帰宅前に同僚と談笑中，突然右上下肢の麻痺が出現し，発話が困難となったため，同僚が救急要請した．病院着が18時．キーパーソンの妻は遠方に外出中で19時頃に自家用車で来院予定．日勤帯を過ぎており，脳神経内科当直医師へのコンサルテーションをする．

1) プレゼンのゴールを枕詞にする

Golden time のある疾患であり，すぐ診察が必要な旨を端的に伝えます．

例「発症早期の脳梗塞が疑われ，急ぎ診察をお願いできますでしょうか」

2) フルプレゼンで必要な情報を集める

この症例をフルプレゼンするのであれば，以下のような情報が必要になります．

【年齢・性別】62歳　男性
【主　訴】麻痺や発話障害（失語や構音障害）の有無
【現病歴】発症時刻または最終健常時刻，発症様式（突然発症）
【既往歴】脳血管障害のリスク因子（特に高血圧症，糖尿病，脂質異常症，心房細動）
【内服歴】抗血栓薬内服の有無
【生活歴】喫煙・飲酒などのリスク因子の有無，普段のADL，同居家族
【バイタルサイン】血圧，脈拍，心房細動の有無
【身体所見】脳卒中重症度スケールであるNational Institutes of Health Stroke Scale（NIHSS，表4）の評価．くも膜下出血を念頭に，頭痛，項部硬直の確認．脱力の原因が大動脈解離のことがあるので，冷汗，脈の左右差の確認
【検査所見】血液検査，胸部単純X線（大動脈解離の確認），心電図（心房細動の確認），頭部CTでの頭蓋内出血の有無
【評価と介入】脳梗塞の可能性
【方　針】静注血栓溶解療法および血栓回収療法の適応について判断を要する

これらの項目を念頭に病歴聴取，診察，検査を行っていきますが，**現実的にはすべての情報をそろえてからコンサルテーションを行うと治療の開始が遅れてしまいます**．そのため，緊急性を示唆する「突然発症＋血栓溶解療法の適応時間内」，「脳梗塞を疑う症状（右片麻痺，発話障害）」であることを最低限押さえたうえで，頭部CTの検査に呼ばれるまでの時間に可能な範囲での病歴聴取を行います．

表4 National Institutes of Health Stroke Scale（NIHSS）

		0	1	2	3	4
1a	意識レベル 覚醒	覚醒	簡単な刺激で覚醒	反復刺激，強い刺激で覚醒	無反応	
1b	意識レベル 質問	2問正答	1問正答	正答なし		
1c	意識レベル 従命	両方の指示動作を行うことができる	片方の指示動作を行うことができる	指示動作を行うことができない		
2	注視	正常	部分的注視麻痺	完全注視麻痺		
3	視野	視野欠損なし	部分的半盲（四分盲を含む）	完全半盲（同名半盲を含む）	両側性半盲（皮質盲含む全盲）	
4	顔面麻痺	正常	軽度の麻痺	部分的麻痺	完全麻痺	
5	上肢の運動	下垂なし（10秒以上保持可能）	10秒以内に下垂	重力に抗するが10秒以内に落下	重力に抗することができない	全く動きを認めない
6	下肢の運動	下垂なし（5秒以上保持可能）	5秒以内に下垂	重力に抗するが5秒以内に落下	重力に抗することができない	全く動きを認めない
7	運動失調	なし	1肢に認める	2肢に認める		
8	感覚	正常	軽度～中等度の障害	高度の障害		
9	言語	正常	軽度の失語	高度の失語	無言または全失語	
10	構音障害	正常	軽度～中等度の障害	高度の障害		
11	消去/無視	正常	軽度～中等度の障害	高度の障害		

文献3をもとに作成.

3）プレゼンの情報量を判断する

> **プレゼンする相手の状況**：患者は初診，夜間当直帯
> **緊急度**：静注血栓溶解療法・血栓回収療法の適応となりうる脳梗塞であり，緊急度は高い
> **情報量**：極小

　血栓溶解療法の適応は原則発症から4.5時間以内であり，急ぐ必要があります．特に夜間では検査や治療の準備に日中より時間を要する場合があり，注意が必要です．

　血液検査結果が出揃うのを待ってからでは適応時間を逃す可能性があるため，遅くとも頭部CTで脳出血を除外したタイミングでコンサルテーションを行います（病院によっては来院前にコンサルテーションを行うこともあります）．必要最小限の情報でも緊急性の高さが伝わるため，情報量は極小とします．

4）情報の取捨選択をする

　今回の症例の緊急性をコンサル時に伝えるキーワードは「**突然発症＋血栓溶解療法の適応時間内**」，「**脳梗塞を疑う症状（右片麻痺，発話障害）**」です．これらをmust sayとして，手短にプレゼンをします．

5) プレゼンを組み立てる

今回の症例のゴールは早急に脳神経内科医による診察を開始して，適応時間内に治療介入につなげることです．以下のように，まずキーワードで緊急性を伝えます．

> 例「17時30分（30分前）に突然発症の右片麻痺，発話障害で搬送された62歳男性患者さんが救急外来に来られていて，緊急性が高そうなので診察をお願いできますでしょうか」

その後，「フルプレゼンで必要な情報」を質問に応じて呈示していきます．

ここがピットフォール

静注血栓溶解療法や血栓回収療法を行う場合は家族への説明も通常必要なので，家族などのキーパーソンの所在や情報も聞かれた際に答えられるよう把握しておくとよいでしょう．

3 ABCD（気道・呼吸・循環・意識）にかかわる病態の場合

症例2

生来健康な32歳女性．2週間前に加熱が不十分な鶏肉を食べて水様性下痢をしたが数日で改善した．搬送前日より両下肢脱力が出現し，歩きにくさを自覚した．症状は体幹，上肢へと急速に進行した．整形外科へ受診を考えていたが，しゃべりにくさや呼吸困難がみられるようになったため，夫が救急要請した．救急車内で喀痰排出困難あり，SpO_2 90%（室内気）と低下したため酸素投与が開始された．平日日勤帯に外来診療中の脳神経内科医師へコンサルテーションする．

1) プレゼンのゴールを枕詞にする

端的に依頼することを心がけます．

> 例「気道・呼吸障害があり，診察と入院のご相談をさせてください」

2) フルプレゼンで必要な情報を集める

この症例をフルプレゼンするのであれば，以下のような情報が必要になります．

【年齢・性別】32歳　女性
【主　訴】麻痺や構音障害の有無，ABCDにかかわる症状
【現病歴】発症時期，発症様式（急性発症），症状の経過（進行性），先行感染の有無
【生活歴】普段のADL，同居家族，妊娠・授乳の有無
【バイタルサイン】気道閉塞のリスク，SpO_2，血圧，脈拍，体温
【身体所見】麻痺の分布（両側性），球麻痺症状の有無
【検査所見】血液検査，動脈血液ガス分析，および電解質異常（低カリウム血症）などの除外，頭部CTでの脳血管障害の除外
【評価と介入】Guillain-Barré症候群の可能性

【方　針】気道確保含め全身管理，診断のための追加検査（髄液検査，神経伝導検査）

呼吸状態の増悪に留意しつつ，これらの項目を念頭に病歴聴取，診察，検査を行っていきます．

3）プレゼンの情報量を判断する

プレゼンする相手の状況：外来診療中で忙しい
緊急度：進行性の気道・呼吸障害であり，緊急度は高い
情報量：小

搬送中も呼吸状態が不安定であり，今後気管挿管も含め全身管理を要する可能性があります．この症例の鑑別疾患はGuillain-Barré症候群ですが，鑑別疾患が思い浮かばなくても「なぜ」神経内科の診察が早めに必要なのかを，端的に伝えましょう．時間経過とともに呼吸状態が悪化する可能性があり，情報量は小として速やかにコンサルテーションします．

4）情報の取捨選択をする

今回の症例の緊急性と，脳神経内科診察の必要性をコンサル時に伝えるキーワードはmust sayである「急性発症（前日に発症して増悪傾向）」，「神経学的異常所見を伴う（四肢の筋力低下と構音障害）」と，should sayである「ABCDの異常（気道・呼吸障害）」です．加えて，「鑑別診断に有用な経過情報（2週間前の下痢）」が含まれているとより説得力が増します．

5）プレゼンを組み立てる

今回の症例のゴールは脳神経内科入院のうえですみやかに気道・呼吸含め全身管理を開始することです[4]．以下のように，キーワードで緊急性と脳神経内科診察の必要性を伝えます．

例「診察と入院のご相談です．2週間前に下痢があり，昨日からの進行性の四肢の筋力低下と呼吸困難で搬送された32歳女性です．症状は増悪傾向で喀痰排出困難による気道・呼吸障害をきたしています」

その後，具体的なバイタルサインの呈示を行うと，脳神経内科側にとって診断のための追加検査（髄液検査や神経伝導検査）と同時並行でICU入室準備を行うかどうかの判断材料となります．

> **ここがポイント**
> 　D（意識）の異常の場合は，低血糖，低ナトリウム血症などの内科的疾患を除外していることもプレゼンのなかで触れ，脳神経内科コンサルテーションの根拠としましょう．

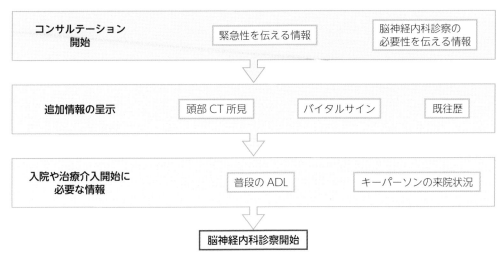

図 脳神経内科へのショートプレゼンテーションの流れ

4 コンサルト先が思うこと

　研修医の先生方がプレゼンテーションを行う際に，「どこまでが最低限必要な情報なのか」という判断が難しいために相談のタイミングがつかめない場合もあると思います．しかし，最も避けるべき状況は介入の遅れが患者さんの予後に影響してしまうことなので，困ったら「今後の検査所見によってはご相談させていただくかもしれないので，まずはご一報まで…」という形で「**緊急性を伝える情報**」と「**脳神経内科診察の必要性を伝える情報（表1）**」のみ前もって呈示しておくのも1つの手段です．

おわりに

　最後にまとめとして，脳神経内科コンサルト時のショートプレゼンの流れを図に示します．

　急性期の神経疾患では初期研修医の先生方の迅速なコンサルテーションが患者さんの予後改善に寄与することも多く，ショートプレゼンの技術は確実に患者さんに還元されます．神経診察や脳神経内科領域は複雑というイメージが先行して敬遠されがちかもしれませんが，本稿が少しでもコンサルテーションのハードルを下げることにつながることを願っています．

引用文献

1）日本脳卒中学会 脳卒中医療向上・社会保険委員会 静注血栓溶解療法指針改訂部会：静注血栓溶解（rt-PA）療法 適正治療指針 第三版．2019
https://www.jsts.gr.jp/img/rt-PA03.pdf

2）Thomalla G, et al：MRI-Guided Thrombolysis for Stroke with Unknown Time of Onset. N Engl J Med, 379：611-622, 2018（PMID：29766770）

3）Lyden P, et al：Improved reliability of the NIH Stroke Scale using video training. NINDS TPA Stroke Study Group. Stroke, 25：2220-2226, 1994（PMID：7974549）

4）Shang P, et al：Intensive Care and Treatment of Severe Guillain-Barré Syndrome. Front Pharmacol, 12：608130, 2021（PMID：33995011）

Profile

菊本　舞（Mai Kikumoto）

広島大学病院 脳神経内科
市中病院勤務を経験した後，大学院で医学博士を取得し，現在は広島大学病院で勤務しています．診療・研究を通して患者さんの思いに寄り添う医療をめざしています．

〈謝　辞〉
本稿執筆にあたりご指導いただいた広島大学 脳神経内科学 中森正博先生に，この場をお借りして心より御礼申し上げます．

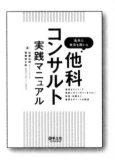

【Part 1：何かを依頼する】

消化器外科へのコンサルト

田原俊哉

① 緊急手術が必要な消化器外科疾患を把握しよう

② 急性腹症では発症からの経過時間を意識しよう

③ 電話相談の際は，診断と相談の目的を最初に伝えよう

はじめに

　　急性腹症の初療では，迅速に病歴聴取・診察・検査を行い，冷静に手術適応を判断する必要があります．しかし，強い腹痛を訴える声やモニターのアラーム音に囲まれながら情報整理するのは難しく，情報をまとめずに焦って連絡してしまった経験があるのではないでしょうか．

　　本稿では，外科医が手術を含む治療方針を，どのような情報から判断しているのかを，症例を通じて紹介します．

1 端的なプレゼンを期待する病態

　　消化器外科疾患で，手術を急ぐべき病態は消化管穿孔，虚血，出血です（表）．これらの相談を受けるとき，外科医が重視する情報の1つが「**発症からの経過時間**」です．例えば絞扼性腸閉塞の場合，虚血腸管を温存可能なGolden timeは発症から6時間とされますが，この時間を裏付ける質の高い臨床試験はありません．Kyunoらは，CT撮影から手術開始までの時間が200分以内だと腸管温存率は80％で，300分を超えると50％に低下すると報告しており，発症からCT撮影までの時間も考慮すると，実臨床において6時間は妥当な数字と思われます[1]．

表 救急外来で遭遇する，手術が必要な外科疾患

	情報収集を急いで相談する疾患 （分単位，時間単位で急ぐもの）	落ち着いて情報収集してよい疾患
夜間休日も 緊急手術を 検討する疾患	〈消化管穿孔〉 　胃穿孔，十二指腸穿孔，結腸穿孔，食道破裂 〈虚血・出血〉 　絞扼性腸閉塞 　急性非還納性ヘルニア（鼠径部，臍など） 　腸間膜動脈塞栓症，非閉塞性腸間膜虚血 　S状結腸軸捻転（内視鏡的整復不可能症例） 　腹部外傷（腹腔内出血を伴う症例）	汎発性腹膜炎のない胆嚢炎，虫垂炎 肛門周囲膿瘍
緊急手術は不要だが 待機的手術を 検討する疾患	なし	癒着性腸閉塞 穿孔や出血のない悪性腫瘍 肛門疾患（痔核・痔瘻・直腸脱）

　消化管穿孔も早期の感染源コントロールが必要で，敗血症を合併する症例では抗菌薬投与と感染源コントロールの即時性はさらに重要になります[2, 3]．『日本版敗血症診療ガイドライン2020』では，敗血症を認知した後の抗菌薬の早期開始が重視され，敗血症性ショックの患者への抗菌薬投与が1時間遅れると，生存率が7.6％低下するという報告もあります[4, 5]．消化管穿孔においては，抗菌薬の早期投与と並行して，穿孔部からの消化管内容の漏出を止め，細菌の腹腔への流入を断つ必要があります．強い腹痛を訴える患者の腹部CTでfree airを認めた場合は，迅速に必要な情報を集め，外科医に連絡する必要があります．

1 日中の落ち着いた時間に，手術適応について相談する場合

症例1

午前のERで急性虫垂炎と診断し，手が空いている外科医へ手術適応の相談をする．

1）プレゼンのゴールを枕詞にする

　　例「手術適応のご相談です」

　救急で虫垂炎と診断し，手術の適応と治療方針について外科医に相談する場面です．落ち着いて相談の内容を述べましょう．

2）フルプレゼンで必要な情報を集める

【年齢・性別】20歳　男性
【主　訴】腹痛・嘔吐
【現病歴】深夜より心窩部痛・嘔気を自覚．朝に右下腹部痛となり，疼痛が増悪したため救急要請

【既往歴】特記事項なし

【内服歴】常用薬なし

【生活歴】飲酒・喫煙：なし，大学生

【アレルギー】薬・食物なし，喘息なし

【バイタルサイン】体温37.3℃，血圧133/83 mmHg，脈拍89回／分，SpO2 99％（室内気）

【身体所見】腹部平坦軟，右下腹部に自発痛・圧痛あり，反跳痛あり，筋性防御なし

【検査所見】

[血液検査] WBC 13,810／μL，Ne% 93.8％，CRP 0.008 mg/dL，Hb 13.6 g/dL，Plt 18.4万／μL，Cre 0.65 mg/dL，eGFR 97 mL/分/1.73 m²，PT% 98.1％，PT-INR 1.01，APTT 29.0秒

[造影CT] 虫垂根部に糞石が嵌頓，虫垂径11.5 mm，内部に膿瘍貯留あり，周囲脂肪織濃度上昇あり，free airや周囲液体貯留なし

【初期評価／介入】急性虫垂炎．本人希望もあり手術方針

【方　針】緊急手術

3) プレゼンの情報量を判断する

プレゼンする相手の状況：初診，日中，比較的相談がしやすい状況

緊急度：穿孔のない虫垂炎であり緊急度は高くない

情報量：中

4) 情報の取捨選択をする

must say：穿孔の有無

should say：発症からの経過時間，腹部所見，患者背景，画像所見（糞石の有無，虫垂径），炎症反応の数値

5) プレゼンを組み立てる

例「穿孔のない急性虫垂炎の，手術適応のご相談です．
既往のない20歳男性で，発症から約8時間で救急搬送されました．パンペリ（汎発性腹膜炎）ではありません．CTでは，虫垂根部に糞石が嵌頓し，11 mmまで腫れていますが，free airや周囲に膿瘍は認めません．WBC 13,810ですが，CRPは基準値範囲内です．今から診察をお願いできますか？」

救急外来から外科へ手術の相談する典型的なパターンです．日中で相手も余裕がありそうなので，情報量は「中」としました．

外科医はコンサルトの内容を聞きながら，手術しようか，保存的治療にしようかを，判断しています．手術適応は施設や患者背景によって異なりますが，**壊死や穿孔，血流障害，汎発性腹膜炎は絶対的手術適応ですので，この情報を優先的に伝えてもらえると，手術を**

前提に情報収集することができます．これらの異常があると，手術までのスピード感も変化します．炎症反応の数値などは，手術適応に直接影響しませんが，気にする外科医は多いです．必須の情報ではないので，聞かれたら答えるとよいでしょう．

3 休日夜間に緊急性の高い疾患の手術適応を相談する場合

症例2

夜間のERで絞扼性腸閉塞と診断し，帰宅後の外科医へコンサルトする．

1） プレゼンのゴールを枕詞にする

例「手術のご相談です」

絞扼性腸閉塞は緊急手術が必要な疾患です．特に休日夜間は，はっきりと相談目的を伝えましょう．

2） フルプレゼンで必要な情報を集める

【年齢・性別】73歳　女性
【主　訴】下腹部痛，嘔吐
【現病歴】19時に腹痛を自覚，疼痛が続くため22時に救急要請
【既往歴】高血圧，虫垂炎（20歳，交差切開法）
【内服歴】アムロジピン　5 mg 1回1錠 1日1回（朝食後）
【生活歴】飲酒：ビール350 mL/日，喫煙：なし，独居，ADL自立，認知機能低下なし，介護保険なし
【アレルギー】薬・食物なし，喘息なし
【バイタルサイン】体温37.0℃，血圧185/73 mmHg，脈拍52回/分，呼吸数18回/分，SpO2 96 %（室内気）
【身体所見】腹部膨満軟，右下腹部を最強とする自発痛・圧痛あり
【検査所見】
　　[血液検査] WBC 5,830/μL，Ne% 70.1 %，CRP 0.05 mg/dL，Hb 11.3 g/dL，Plt 31.3万/μL，Cre 0.60 mg/dL，eGFR 73 mL/分/1.73 m^2，PT % 113.3 %，PT-INR 0.93，APTT 24.6秒，CK 44 U/L，LD 211 U/L，K 3.6 mEq/L，Lac 10 mmol/L．
　　[造影CT] 右下腹部にbeak signを伴う小腸拡張を認め，closed loopを形成する．腸管の造影効果あり．骨盤底に腹水が少量貯留
【評価と介入】絞扼性腸閉塞
【方　針】緊急手術

3）プレゼンの情報量を判断する

> **プレゼンする相手の状況**：初診，夜間，相談相手は帰宅後
> **緊急度**：絞扼性腸閉塞であり緊急度は高い
> **情報量**：小

4）情報の取捨選択をする

> **must say**：絞扼性腸閉塞，発症からの経過時間
> **should say**：手術歴，画像所見（腸管の造影効果の有無など）

5）プレゼンを組み立てる

> **例**「絞扼性腸閉塞の，手術のご相談です.
> 虫垂炎の手術既往がある73歳女性で，発症から5時間経過しています. 腹部全体に
> 鈍い痛みがありますが，パンペリではありません. CTでclosed loopを認めますが，
> 腸管の造影効果は保たれています. 夜分に申し訳ありませんが，診察をお願いできま
> すか？」

　絞扼性腸閉塞と聞くと，外来中だろうが，手術中だろうが，早く手術ができるように動
きます. 相手の状況によっては情報量を「極小」とし，「発症から5時間の絞扼性腸閉塞で
す」と伝えるだけでもよいかもしれません.
　手術する立場からみて，絞扼性腸閉塞の手術のキモは「腸管を温存できるか否か」です.
先に述べた通り，**発症からの経過時間は必ず把握したい情報**の1つです. また，開腹位置
の決定や，再建臓器の損傷予防のためにも，**過去の手術内容**（「胃癌手術歴」ではなく，「幽
門側胃切除術＋D2郭清＋Billroth Ⅰ法再建」といった詳細な術式まで）に関する情報が収
集できていると喜ばれます.

4　コンサルト先が思うこと

　相談の際は，先に診断と目的を伝えてもらえると助かります. いきなり電話で「相談よ
ろしいでしょうか？ 74歳男性で，主訴は腹痛，昨日からの腹痛・嘔吐があって，既往歴は
〜，内服歴は〜」というフルプレゼンがあると，「手術の相談？ 腸閉塞？」と混乱します.
最後に「急性胆嚢炎を疑っています」と言われても，胆嚢炎にフォーカスした情報を再度
確認しなければならず，二度手間になってしまいます.「胆嚢炎の相談です」と最初に伝え
られると，「発症時期はいつか，重症度はどれくらいか，結石はどこか，穿孔やバイタル異
常はあるか，抗血栓薬を内服しているか」と考えを巡らせながら，相談内容を聞くことが
できます.

STEP **1** 診断「急性胆嚢炎の」
例えば，急性胆嚢炎と絞扼性腸閉塞では集める情報が異なる．絞扼性腸閉塞は発症からの経過時間が重要な情報だが，胆嚢炎は治療が手術一択でないため，臓器障害の有無・胆嚢の性状・患者背景など多くの情報が必要となる[6]．

STEP **2** 相談の目的「手術の相談です」
手術が必要と思うのか，外科疾患であり診察をしてほしいのか，電話相談だけなのか．
手術適応かどうかわからないときは，「診察をお願いしたい」と伝えるだけでもよい．

STEP **3** 患者背景「48歳の開腹歴を含め特に既往のない男性で」
手術リスクが高い基礎疾患の多い高齢者と，既往のない若年者とでは，イメージする患者像が異なる．
施設によっては，リスクが高い患者は高次医療機関への転院搬送が望ましいケースもある．

STEP **4** 症状「一昨日発症の右季肋部に限局する自発痛・圧痛があり」
バイタルの異常や汎発性腹膜炎があると，急いで救急外来に駆け付けなければならないという意識に切り替わる．
発症から数日経過した胆嚢炎だと肝床部からの剥離が難しそうで，手術の難易度が高そうだ，という予想もできる．

STEP **5** 検査結果「CTで頸部の胆石嵌頓と粘膜の造影効果途絶を認めます」
胆石の有無や胆嚢の性状（浮腫性，壊疽性など）も手術のイメージには欠かせない情報である．
CTで胆石がない場合は，腹部エコーを行い，CT陰性石や胆泥の有無を確認することが必要である．

図 筆者が頻用する手術相談時のプレゼンの型と，
プレゼンを聞くときの外科医の思考内容

　筆者がプレゼンするときは，① 診断，② 相談の目的，③ 患者背景，④ 症状，⑤ 検査結果（画像検査や血液検査）という型を最初に組み立てます（図）．時間があれば，フルプレゼンに必要な情報を集め，この型に落とし込みます．緊急性が高い場合は，この情報を優先的に確認して，相談相手がこちらに向かう間にフルプレゼンに必要な情報を集めています．

おわりに

　急性腹症は，「少しでも早く手術室に連れていく」という意識の有無で手術開始が1〜2時間は早まり，患者さんの転帰に影響します．十分な情報収集と外科医への早期連絡の両立は難しいと感じる方も多いでしょうが，本稿を通して，外科医の思考をお伝えすることで，1人でも多くの急性腹症の患者さんを救命できれば幸いです．

引用文献

1）Kyuno T, et al：Time limit to rescue intestine with viability at risk caused by blood flow disruption in patients presenting with acute abdomen. Surg Today, 52：1627-1633, 2022（PMID：35338428）

2）Azuhata T, et al：Time from admission to initiation of surgery for source control is a critical determinant of survival in patients with gastrointestinal perforation with associated septic shock. Crit Care, 18：R87, 2014（PMID：24886954）

3）Murray V, et al：Delay to surgery in acute perforated and ischaemic gastrointestinal pathology：a systematic review. BJS Open, 5：zrab072, 2021（PMID：34476466）

4）日本集中治療医学会：日本版敗血症診療ガイドライン2020．日本集中治療医学雑誌，28：Supplement，2021
https://www.jsicm.org/pdf/jjsicm28Suppl.pdf

5）Kumar A, et al：Duration of hypotension before initiation of effective antimicrobial therapy is the critical determinant of survival in human septic shock. Crit Care Med, 34：1589-1596, 2006（PMID：16625125）

6）「－TG18新基準掲載－急性胆管炎・胆嚢炎診療ガイドライン2018」（高田忠敬／編），医学図書出版，2018 https://minds.jcqhc.or.jp/summary/c00467/

Profile

田原俊哉（Shunya Tahara）

JA広島総合病院 外科
外科専門医・消化器外科専門医
当院は広島県西部地区で唯一のがん診療連携拠点病院・夜間緊急手術対応が可能な二次救急医療指定病院です．定期手術だけでなく，緊急手術も県内トップクラスの件数を誇り，そのお陰で若手外科医の実力が恐ろしいほど育っています．病棟の窓から眺める，瀬戸内海に降り注ぐ穏やかな陽光と日本三景の厳島神社を有する宮島は絶景です．興味のある方はぜひ見学にいらしてください．

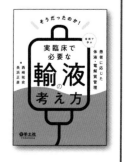

【Part 1：何かを依頼する】

ICU入室の際のコンサルト

髙田祐衣

① プレゼンの際は結論から先に伝えよう

② 起こったことのすべてを言わなくていい！

③「救急で何は行ってあり，ICUで何を行ってほしいか」を伝えよう

はじめに

　皆さんの病院にICU（intensive care unit：集中治療室）はありますか？ ICUというと，重症な患者が入室しているイメージがあるかと思います．

　ICUとは，命の危機に瀕した重症患者を，24時間にわたって濃密に，人工呼吸器管理や血液透析，循環補助装置などの先進医療技術を用いて治療していく場所です[1]．ICU入室には基準があり，そこがまずとっつきにくいですが，経験を重ねていくなかでわかってくるでしょう．実際には，集中治療科医はICU入退室指針[1]や「特定集中治療室管理料」の算定が可能な病態[2]を参考にICU入室の判断を行っており，疾患名よりもむしろ病態や臓器補助デバイス，モニタリングの頻度などを考慮しています．ここではそれらを初学者にとってできる限りわかりやすいように表1に一例として示しました．

　また，ICUは救急外来や病棟，他院からの重症患者が入室してくる場所なので，さまざまな医師とかかわることが多いです．円滑なコミュニケーション，コンサルテーションに正解はないですが，筆者が日ごろから実際に心がけていることをお伝えしたいと思います．

表1 ICU入室が必要な病態，および必要な治療の一例

病態[2]	提供する治療・ケアの例[1]	代表的な疾患・病態
意識障害または昏睡	頭蓋内圧測定，脳圧管理，体温管理療法など	脳梗塞，脳浮腫，脳出血，重症頭部外傷など
急性呼吸不全または慢性呼吸不全の急性増悪	人工呼吸管理，V-V ECMO	ARDS，COPDの急性増悪，間質性肺炎の急性増悪など
急性心不全（心筋梗塞を含む）	IABP，ECMO，補助循環用ポンプカテーテル（Impella），VADなどの体外式補助循環装置，厳密なモニタリング（肺動脈圧，心拍出量等の測定），強心薬や昇圧薬の持続投与	心不全，心筋梗塞，心筋炎など
急性薬物中毒	人工呼吸管理，血液浄化療法	急性薬物中毒
ショック	「急性心不全」に準じる心原性ショックに対する循環サポートと厳密なモニタリング，大量輸血，昇圧薬や強心薬などの薬剤持続投与	出血性ショック，心原性ショック，敗血症性ショックなど
重篤な代謝障害（肝不全，腎不全，重症糖尿病等）	血液浄化療法，電解質・血糖など短期的に頻回の観察	急性肝不全，急性腎障害，糖尿病性ケトアシドーシスなど
広範囲熱傷（Ⅱ度熱傷30％以上程度）	上記の循環サポート，人工呼吸管理，血液浄化療法など	広範囲熱傷
大手術後	上記の循環サポート，人工呼吸管理，血液浄化療法，厳密なモニタリングなど	急性大動脈解離術後，CABG術後など
救急蘇生後	上記の循環サポート，人工呼吸管理，体温管理療法，厳密なモニタリングなど	心停止蘇生後
そのほか外傷，破傷風等で重篤な状態	人工呼吸管理，厳密なモニタリングなど	重症外傷，破傷風など

※重症ではあるものの，末期がんなどでこれ以上の治療効果は望めないと判断される場合はICU入室を控えることもある．年齢のみでICU入室の是非を判断しない．
ECMO：extracorporeal membrane oxygenation（体外式膜型人工肺），IABP：intra-aortic balloon pumping（大動脈内バルーンパンピング），VAD：ventricular assist device（心室補助人工心臓），CABG：coronary artery bypass grafting（冠動脈バイパス手術），ARDS：acute respiratory distress syndrome（急性呼吸促迫症候群），COPD：chronic obstructive pulmonary disease（慢性閉塞性肺疾患）
文献1，2をもとに作成．

1　呼吸不全の場合

症例1

　救急外来研修中のあなたは，発熱・呼吸困難で救急搬送された69歳男性を診察していた．食事中のむせとその後の発熱，CTで右肺下葉浸潤影があった．来院時は酸素マスク4 L/分であったが，今はNPPVを装着しFiO₂ 1.0でもSpO₂ 92％である．救急外来の上級医は「救急車がもう1台来てるから，ICUに連絡して入室依頼しておいて」と言っていなくなってしまった．新人看護師は不安そうにこちらを見ている．

　あなたはICUの集中治療科医に電話をかけた．

　「すみません，いま誤嚥性肺炎で来ている患者さんなんですが，SpO₂が90％で気管挿管が必要なんです」

表2	ICU入室時プレゼンで重要視する3項目
1.	ABCD（気道, 呼吸, 循環, 意識）の評価と介入
2.	ADLを含めた普段の生活状況
3.	何をそれまでに行い, 何をこれから行う必要があるのか

1) プレゼンのゴールを枕詞にする

ICU入室時のプレゼンも, ほかと同様に結論から端的に伝えます.

例「すぐに気管挿管・人工呼吸器管理が必要で, ICU入室をお願いできますでしょうか」

2) フルプレゼンで必要な情報を集める

ICU入室時も, フルプレゼンの枠組みは基本的に同じです. 一方で, 表2に示した3点は重要視されます.

【年齢・性別】 69歳　男性

【主　訴】 発熱, 呼吸困難

【現病歴】 搬送当日昼食中に普段より強いむせがあった. 午後から39℃の発熱があり妻が救急要請した. 救急隊接触時, SpO2 85％（室内気）で酸素投与が開始された.

【既往歴】 糖尿病, 脳梗塞で左半身不全麻痺あり

【アレルギー歴】 なし

【薬剤歴】 ワルファリンカリウム（ワーファリン）内服中

【生活歴】 普段は独歩で散歩に行くなどADL自立している. 普段から食事のときにはむせがあった.

【家族歴】 特記事項なし

【来院時のPrimary Surveyとバイタルサイン】
　[気道] 開通
　[呼吸] 呼吸数35回/分, 呼吸補助筋を用いた高度の努力呼吸, SpO2 96％（酸素マスク4 L/分）
　[循環] 心拍数113回/分, 血圧146/71 mmHg, 四肢末梢はやや冷たく, 網状皮斑あり
　[意識] JCS Ⅱ-10, GCS13（E3V4M6）
　[体温] 35.5℃（腋窩）

【身体所見】 右肺全体にcoarse crackleあり

【検査所見】
　[動脈血液ガス分析（酸素マスク4 L/分）] pH 7.35, pO2 85 mmHg, pCO2 35 mmHg, Lac 2.6 mmol/L
　[血液検査] WBC 23,400/μL, Neut 90％, Hb 12.5 g/dL, Plt 16万, APTT 28秒, PT-INR 1.1, FDP 6 mg/dL, AST 62 mg/dL, ALT 43 mg/dL, LDH 230 mg/dL, BUN 18mg/dL, Cre 1.0 mg/dL, CRP 2.3 mg/dL

【CT】右肺下葉に浸潤影あり.

【評価と介入】誤嚥性肺炎による急性 I 型呼吸不全

【救急外来での経過】CT撮影後からリザーバーマスク 15 L/分でもSpO₂を保てなくなり, NPPV（設定：S/T mode, FiO₂ 1.0, EPAP 8 cmH₂O, IPAP 12 cmH₂O）を装着してもSpO₂ 92 %, pO₂ 65 mmHgだった.

【方　針】喀痰培養を採取してアンピシリン・スルバクタム 3 g投与. 気管挿管・人工呼吸器管理を開始する.

> 🔖 **ここがポイント：生活歴の聴取も重要！**
> ....
> 〈ADLを含めた生活状況を詳しく聴取しよう〉
>
> 　集中治療科医は, 気管挿管・人工呼吸器管理の開始, 呼吸器離脱を見据えた治療戦略や, ICUでのさらなる治療としてV-V ECMOの適応となるかを迅速に決定する必要があります. もともとのADLや生活状況, 背景疾患はそもそも気管挿管・人工呼吸器管理を行うかを検討する材料として重要なため, フルプレゼンではADLを含めた生活状況が詳しくわかるとよいでしょう.

3） プレゼンの情報量を判断する

　プレゼンする相手はICUにいる集中治療科医です. 患者は救急外来に搬送された患者であり, 集中治療科医はその患者のことは知らないでしょう.

　重症呼吸不全ですぐに気管挿管・人工呼吸器管理が必要で緊急度は高く, 情報量は「小」で考えましょう.

> **プレゼンする相手の状況**：初診であり患者の情報は知らない
> **緊急度**：すぐに人工呼吸器管理が必要で緊急度は高い
> **情報量**：小

4） 情報の取捨選択をする

❶ must say

① 患者の年齢・性別・氏名：「Aさん, 65歳男性です」
② 診断名：「誤嚥性肺炎による重症呼吸不全です」

　現時点での診断名を伝えると, コンサルト先はわかりやすいです. 最終診断名がまだわかっていない場合は「呼吸不全」,「急性腎障害」などの症候を伝えましょう.

③ 行ったこと, 行ってほしいこと：「NPPVを装着して抗菌薬を投与しました. 気管挿管・人工呼吸器管理が必要です」

> 📝 **ここがポイント：「行ったこと，行ってほしいこと」を必ず伝えよう！**
>
> "何をしてほしいか"，がわからないとコンサルト先もどうすればいいかわかりません．
> 「肺炎の抗菌薬の種類について相談したい」
> 「気管挿管は自分でするので，その後のICU管理をお願いしたい」
> 「どうしていいかわからないが危ないのですぐに来てほしい」
> など，何でもいいです．「してほしいこと」は最初はわからないと思うので，「したこと」を伝えましょう．そうすれば，何をすればいいかを相手が判断できます．

❷ should say

① 患者背景：「脳梗塞後ですがADLは自立している方です」

先述のポイントのとおり，気管挿管・人工呼吸器管理を行うのであれば患者のもとのADLは重要です．余力があれば，あるいは質問されたら答えられるようにしておきましょう．

② 現在の呼吸状態，デバイス：「NPPVを装着してPaO$_2$/FiO$_2$比（P/F比）65です」

ICU新規入室患者の診療ではABCDの評価と介入が重視されるため，この情報をプレゼンに含めるとよいです．どの程度急を要するのかをわかりやすく伝えることができます．状況によってABCDのどれを採用するか（またはすべて伝えるか）を判断します．酸素化の指標としてP/F比を伝えられるとよいでしょう．わからなければ，酸素マスク10 L/分，HFNCのFiO$_2$ 80 %といった現在の酸素療法の種類・設定と，SpO$_2$またはPaO$_2$を伝えてもよいでしょう．

③ 診断の根拠：「発熱，呼吸困難で来院されてCTで誤嚥性肺炎と診断しました」

今回であれば誤嚥性肺炎の診断をどのようにしたかを伝えましょう．

5）プレゼンを組み立てる

「4）情報の取捨選択をする」でピックアップした情報を，表3のとおり，話しやすくなるように組み立てましょう．

〈ショートプレゼンの一例〉

> 結論から先に伝えよう

「69歳男性，誤嚥性肺炎による重症呼吸不全ですぐに挿管が必要です．
　もともと脳梗塞後で食事中のむせがあり，本日午後からの発熱・呼吸困難で来られました．肺CT所見で誤嚥性肺炎と診断しています．酸素マスク4 L/分投与下に入室しましたが，現在NPPV装着下でP/F比65まで低下しております．ADLは自立している方で，気管挿管・人工呼吸器管理が必要と考えています．ICU入室をお願いします」

表3 [症例1] のプレゼンの組み立て方，まとめ方

フルプレゼン	ショートプレゼン
年齢・性別 69歳男性	**年齢・性別** 69歳男性　　ここは省略しない
主訴 発熱，呼吸苦	**主訴** 発熱，呼吸苦
現病歴 搬送当日昼食中に普段より強いむせがあった．午後から39℃の発熱を認めたため妻が救急要請した．救急隊接触時，SpO2 85％で酸素投与開始された．	**患者背景 （既往歴，アレルギー歴，薬剤歴，生活歴）** 脳梗塞後で普段から食事のときにはむせていた ・どのような患者かイメージしやすくするために患者背景を先に述べる・必要な情報をピックアップ ⇒今回では誤嚥性肺炎となる背景疾患やADL
既往歴 糖尿病，脳梗塞で左半身不全麻痺あり	
アレルギー歴 なし	
薬剤歴 ワーファリン内服中	
生活歴 普段は独歩で散歩するなどADL自立している．普段から食事のときにはむせがあった．	
家族歴 特記事項なし	**現病歴** 本日午後からの発熱・呼吸困難
Primary Survey とバイタルサイン 気道開通，呼吸数35回/分，SpO2 96％（酸素マスク4 L/分），心拍数113回/分，血圧146/71 mmHg	**バイタルサイン** 来院時は酸素マスク4 L/分　　来院してから酸素化が悪化したことを伝えるために，最初の酸素投与量またはP/Fは伝える
身体所見 右肺全体に coarse crackle あり	省略
検査所見 動脈血ガス分析：pH 7.35，pO2 85 mmHg，pCO2 45mmHg，Lac 2.6mmol/L 血液検査：WBC 23,400 /μL，Neut 90％，Hb 12.5 g/dL，Plt 16万，APTT 28秒，PT-INR 1.1，FDP 6 mg/dL，AST 62 mg/dL，ALT 43 mg/dL，LDH 230 mg/dL，BUN 18 mg/dL，Cre 1.0 mg/dL，CRP 2.3 mg/dL CT：右肺下葉に浸潤影を認める．	**検査所見** CTにて誤嚥性肺炎と診断した
評価と介入 誤嚥性肺炎による急性I型呼吸不全	**評価と介入** 誤嚥性肺炎による急性I型呼吸不全
救急外来での経過 CT撮影後からリザーバーマスク15 L/分でもSpO2を保てなくなり，NPPV（設定：FiO2 1.0）を装着してもSpO2 92％，pO2 65 mmHgと改善は乏しかった．	**救急外来での経過** 来院後徐々に酸素化低下して，今はNPPVでP/F比65である．
方針 痰培養を採取してアンピシリン・スルバクタム3 g投与．気管挿管・人工呼吸器管理を開始する．	**方針** 気管挿管・人工呼吸器管理を開始する．

> ☝ **ここがポイント：結論から先に伝えよう**
>
> 　結論から先に伝えることで，聞き手は「呼吸不全で気管挿管が必要かどうか」を見定めながら話を聞くことができます．結論が後にあると，全く同じ内容でも聞きづらいのではないでしょうか？
>
> 〈結論が後にある例〉
> 「69歳男性，もともと脳梗塞後で食事中のむせがあり，本日午後からの発熱・呼吸困難で来られました．肺CT所見で誤嚥性肺炎と診断しています．酸素マスク4L/分投与下に入室しましたが，現在NPPV装着下でP/F比65まで低下しております．ADLは自立している方で，嚥性肺炎による重症呼吸不全ですぐに気管挿管・人工呼吸器管理が必要と考えています．ICU入室をお願いします」

> ☝ **ここがポイント：ショートプレゼンでは患者背景を先に伝えよう！**
>
> 　フルプレゼンテーションでは「主訴→現病歴→既往歴→アレルギー歴→内服歴→生活歴→…」のように現病歴が先で患者背景は後で述べます．ショートプレゼンでは，患者背景を先に言う方がどのような患者かを想像しながら現病歴を聞くことができるため，聞き手は理解しやすくなります（表3参照）．

2　多数のプロブレムがある患者の場合

症例2

> 　18時頃，救急外来は今日も大忙し．あなたは左結石性腎盂腎炎で救急搬送された81歳女性を診察していた．トリアージをした救急外来看護師から報告があった．
> 救急外来看護師「シバリングしていて，血圧も低いです…」
> 　四肢末梢が温かく，血圧72/38 mmHg，心拍数128回/分となっている．

1）プレゼンのゴールを枕詞にする

　　　例「ICU入室のご相談です」

2）フルプレゼンで必要な情報を集める

　ここでも表2の情報は重視します．

【年齢・性別】81歳　女性
【主　訴】発熱，意識障害
【現病歴】3日前に娘が会ったときは普段と変わらなかった．搬送当日，娘が自宅を訪ねたが応答がなく，リビングで倒れている患者を発見，救急要請されて当院に搬送された．
【既往歴】高血圧，陳旧性心筋梗塞，心房細動，認知症
【アレルギー歴】なし

【薬剤歴】バイアスピリン100 mg/日，アピキサバン10 mg/日内服中

【生活歴】ADLは伝い歩き程度．認知症のため簡単な会話はできるがつじつまが合わない
　　　　ことも多い．要介護1．夫と同居していたが最近入院したため近くに住んでい
　　　　る娘がときどき様子を見に行っていた．

【家族歴】特記事項なし

【来院時のPrimary Surveyとバイタルサイン】

　　［気道］開通

　　［呼吸］呼吸数28回/分，軽度の努力呼吸，SpO2 93％（室内気）

　　［循環］心拍数128回/分（RR不整），血圧72/38 mmHg，四肢末梢はやや冷たく，
　　　　　網状皮斑あり

　　［意識］JCS Ⅱ-10，GCS13（E3V4M6），会話は難しいが名前は言える，四肢麻痺
　　　　　なし

　　［体温］38.8℃（腋窩）

【身体所見】シバリングをしている，項部硬直（−），Kernig徴候（−），腹部は平坦・軟
　　　　　で圧痛なし，左CVA叩打痛（＋），四肢浮腫なし，ツルゴール低下あり，四肢・
　　　　　関節に明らかな圧痛点や腫脹部位なし，褥瘡なし

【検査所見】

　　［動脈血液ガス分析（室内気）］pH 7.32，pO2 70 mmHg，pCO2 30 mmHg，
　　　　HCO3− 16 mmol/L，Lac 5.5 mmol/L

　　［血液検査］WBC 19.2×10³/μL，Neut 90％，Hb 14.8g/dL，Plt 90×10³/μL，
　　　　APTT 38秒，PT-INR 1.6，FDP 11 mg/dL，T-bil 0.8 mg/dL，AST 82
　　　　mg/dL，ALT 67 mg/dL，LDH 281 mg/dL，BUN 60 mg/dL，Cre 3.6
　　　　mg/dL（普段は0.8 mg/dL），CRP 24 mg/dL，NT-proBNP 12,000 pg/mL

　　［尿検査］亜硝酸塩 1＋，白血球 3＋，細菌 3＋

　　［心エコー］見た目の左室収縮力は良好

　　［CT］頭蓋内出血なし，明らかな肺野のすりガラス影や浸潤影なし，胆嚢炎・虫垂
　　　　炎・膵炎・腸炎は認めない，左水腎症と左尿管拡張あり，左膀胱尿管移行部
　　　　に尿管結石あり

【救急外来での経過】乳酸リンゲル液1,500 mL投与したが血圧84/39 mmHg，Lac 3.8
　　　　mmol/Lと改善は乏しかった．その間に血液培養2セットと尿培養を提出して
　　　　セフメタゾール2 gの投与を開始した．ノルアドレナリンを投与開始して0.12
　　　　μg/kg/分で血圧115/43 mmHgで安定した．

【評価と介入】尿路感染症による敗血症性ショック

#左結石性腎盂腎炎：発熱，血圧低下あり感染症を疑う．原因として肺炎，消化管感染
　症，皮膚軟部組織感染症の可能性は低い．尿中白血球・亜硝酸塩・細菌が陽性で，左
　CVA叩打痛と左尿管結石・水腎症があり，尿管ステント留置術が必要と判断した．

#敗血症性ショック：発熱，低血圧があり，quick SOFA 3点のため敗血症が疑わしい．
　SOFA 8点で敗血症の診断となる．初期輸液30 mL/kg投与してもLac＜2 mmol/Lを
　達成できず，平均動脈圧65 mmHg以上を保つためにノルアドレナリン投与を要する
　ため敗血症性ショックと診断した．

＃脱水症：乳酸リンゲル液 1,500 mL を投与済みであり，さらなる投与を要するかは再度評価を行う．

＃急性腎障害：もともとの Cre 0.8 mg/dL であり，KDIGO stage Ⅲ である．

＃DIC：急性期 DIC 診断基準 4 点で，診断基準を満たす．

＃意識障害：普段よりは傾眠傾向だが会話可能で，四肢麻痺なく CT で脳出血・粗大な脳梗塞も認めない．髄膜炎や脳出血，脳梗塞は考えづらく，敗血症に伴う意識障害が考えやすい．

【方　針】昇圧薬投与と抗菌薬治療継続して ICU 入室．泌尿器科へ尿管ステント留置についてコンサルトする．さらにノルアドレナリン投与量が増加するなら中心静脈路を確保する．

3）プレゼンの情報量を判断する

今回もプレゼンする相手は ICU にいる集中治療科医ですので，患者のことは知らないものとして進めましょう．

敗血症性ショックですが中等量のノルアドレナリン投与で血圧は安定しているため，情報量は「中」で考えましょう．

プレゼンする相手の状況：初診であり患者の情報は知らない
緊急度：救急での処置により安定しており緊急度は高くないがプロブレムが多い
情報量：中

4）情報の取捨選択をする

❶ must say

① 患者の年齢・性別・氏名：「B さん，81 歳女性です」
② 診断名：「左結石性腎盂腎炎による敗血症性ショックです」
③ したこと，してほしいこと：「乳酸リンゲル液 1,500 mL 投与後にノルアドレナリン 0.12 μg/kg/ 分投与しております．血液培養 2 セットと尿培養を提出してセフメタゾール 2 g を投与しました．初期輸液後の輸液反応性の評価はまだできていないのでお願いします．さらなる血圧低下をきたした場合，中心静脈路確保も必要かもしれないです」

❷ should say

① 患者背景：「陳旧性心筋梗塞・心房細動・認知症があり，要介護 1 で伝い歩きはできるようです」
② 診断の根拠：「家で倒れていて救急搬送され，症状と画像所見から左結石性腎盂腎炎と診断し，SOFA 8 点，かつ敗血症性ショックの診断基準を満たしました」
③ ほかのプロブレム：「敗血症性ショックと脱水症に伴う急性腎傷害をきたしており Cre 3 mg/dL 台，また DIC も併発しております」

プロブレムが多く，先述の通りプレゼンも「中」でよいのでほかのプロブレムについても話しましょう．

5) プレゼンを組み立てる

症例1よりもプロブレムがたくさん増えました．プレゼンの流れは変わらないので，プロブレムをいかにまとめるか考えてみましょう．

プロブレムが多岐にわたる場合は，考えられる病態（ストーリー）をしっかり整理して話をまとめましょう．今回は左結石性腎盂腎炎を契機として敗血症性ショックに至っています．敗血症性ショックの臓器障害として腎機能障害・DIC・意識障害をきたしていると考えられます．最も根底にある左結石性腎盂腎炎・敗血症性ショックをメインプロブレムとしてプレゼンの主体に据え，それ以外のプロブレムは敗血症性ショックによる臓器障害と考えられるので簡単にまとめましょう．

1つのプロブレムの話を終わらせてから次のプロブレムに移るとよいでしょう．難しくなるとまとめにくくなりますが，それぞれのプロブレムについて「したこと，してほしいこと」を言ってから次のプロブレムに話を移しましょう．

〈コンサルトの一例〉

「Bさん，81歳女性，尿路感染症による敗血症性ショックの方のICU入室のご相談です．陳旧性心筋梗塞・心房細動・認知症があり，要介護1，ADLは伝い歩き程度です．家で倒れていて救急搬送されCTで左結石性腎盂腎炎と診断しました．尿管ステント留置が必要と判断しています．SOFA 8点の敗血症性ショックとなっており，初期輸液は済んで，ノルアドレナリン0.12 μg/kg/分投与中です．血液培養2セットと尿培養を提出してセフメタゾール2 gを投与しました．さらなる血圧低下をきたした場合，中心静脈路確保も必要かもしれません．初期輸液後の輸液反応性の評価はまだできていません．また，敗血症性ショックと脱水症に伴う急性腎障害をきたしておりCre 3 mg/dL台です．DICも併発しております」

> **ここがポイント：起こったことのすべては言わなくていい！**
> 患者の診察を細かくしているとついつい詳細に話してしまいがちですが，急いでいるときのショートプレゼンほど簡潔にまとめる必要が出てきます．must say，should sayにあげられているものを意識しながら，ほかはすべて削る気持ちでまとめましょう．

3 コンサルト先が思うこと

ICUに入室する患者は，ABCDEが安定しておらず，緊急の介入・治療を要する人が多いです．そのため，コンサルトは簡潔に，要点をつかんで，とは皆さん意識しているでしょう．一方で，多臓器不全をきたしていて，プロブレムが多岐にわたるとプレゼンテーションがなかなかまとまらず長くなってしまいます．コンサルトするときは，たくさんあるプ

ロブレムのうち「すぐに介入しなければ患者さんが助からないプロブレム」をピックアップしてみましょう.

おわりに

ICUへの入室はハードルが高いと思われるかもしれませんが，ICUには集中治療のスペシャリストが集っているので，重症患者は早めに相談してみましょう.

引用文献

1）日本集中治療医学会：ICU入退室指針. 2023
　　https://www.jsicm.org/publication/pdf/JSICM_ICU_EnterExit_20231124.pdf
2）厚生労働省：基本診療料の施設基準等及びその届出に関する手続きの取扱いについて. 2024
　　https://www.mhlw.go.jp/content/12404000/001252053.pdf
3）日本集中治療医学会ホームページ
　　https://www.jsicm.org/

Profile

髙田祐衣（Hiroe Takata）

広島大学病院 救急集中治療科 救急専門医
広島大学病院の高度救命救急センター・集中治療室にて救急・集中治療を専門にしています. 重症外傷・熱傷・小児や，ECMO・Impella管理を要する呼吸不全・循環不全など，県内外の重症度の高い症例が集まっている施設で日々研鑽を積んでいます. ドクターヘリや救急ワークステーション（ドクターカー的事業）もやっています.

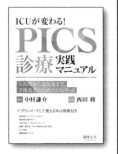

【Part 1：何かを依頼する】

ERでの上級医へのプレゼン

香月洋紀

① 救急外来のプレゼンは 1 分以内に

② 背景情報→ゴール→根拠の順番でプレゼンする

③ 上級医からの質問を恐れず，伝える所見を厳選する

はじめに

　　救急外来には患者が多数来院し，マルチタスクや緊急性の判断など，難しい対応が続きます．その独特の緊張感とスピード感のなかで，上級医にプレゼンするも怪訝な顔をされ，そして自分でも何を話しているのかわからなくなる…という経験をされた方もいらっしゃるのではないでしょうか？　今回は，そんなプレゼンが苦手な研修医の先生方のために「型」を用意しました．

症例

　　80歳の女性が腹痛を主訴に当院救急外来を夫とともに独歩で受診した．来院3時間前，夕食後テレビ視聴中に発症し，増悪と軽快をくり返しながら，緩やかに疼痛の程度が増悪してきた．診察時点のnumerical rating scale（NRS）は5程度．疼痛は下腹部全体に限局し，絞られるような性質で，放散痛はない．嘔吐や下痢はなく，増悪・寛解因子もない．最近1週間で生卵や鶏肉などの生の肉，魚介類などの生ものの経口摂取はない．

　　当院での診療は今回がはじめて．既往歴は，高血圧症，腰部脊柱管狭窄症，尿管結石があり，アムロジピン5 mg 1回1錠1日1回，ロキソプロフェン60 mg 1回2錠1日2回を定期内服している．手術は受けたことがなく，アレルギーはない．自宅で夫と生活しており，ADL自立．自宅から約1時間の距離に長女が住んでいる．喫煙はしたことがなく，機会飲酒．

　　バイタルサインは，血圧110/60 mmHg，脈拍数70回/分，呼吸数18回/分，SpO₂ 99 %

（室内気），体温37.0℃であり，診察所見としては，腹部は平坦・軟で圧痛はなかった．腸腰筋徴候は陰性で，肋骨脊柱角の叩打痛もなかった．腹部のエコーでは，胆嚢腫大や胆管拡張，腹水，水腎症もはっきりしなかった．

今後の診療方針に迷ったので上級医に相談しに行くことにしたが，どのようにプレゼンすればよいだろう？

1 なぜ救急外来では簡潔なプレゼンが好まれるのか？

前述のように，救急外来には独特の緊張感とスピード感があります．複数ある原因のうち1つが**疾患の緊急度**です[1]．そのため，診療にかける時間の余裕は，病棟診療≧一般内科外来診療≧ walk in の救急外来診療≧救急車診療のような関係性にあるとされています[2]．そして救急外来ではみな**マルチタスク**を実行しており，上級医は最も多くのマルチタスクに苛まれているかもしれません．そのような状況では「1分が惜しい！」となります．

"1分"には「忙しい」という以外の理由もあります．それはヒトの情報入力は**視覚優位**である点です．例えば，視覚は感覚入力の83％を占める一方，聴覚は11％とされています[3]．特に電話は聴覚情報のみであり多くの情報を伝えきれない可能性があります．もちろん認知特性に個人差があり[4]，電話での報告が苦にならない人もいるでしょう．しかし，一般的には電話でのプレゼンは短い方がよいと考えます．逆にいうと，上級医が患者の医学情報をすぐに"視る"ことができる環境にいるかどうかで，その難易度は変わるでしょう．

2 ERでの「1分プレゼン」

1分プレゼンの骨格を図に，骨格をつくる手順を表1に提示します．

1）プレゼンのゴールを決める

まず，プレゼンのゴールを決めます．ゴールから背景情報や根拠を逆算して厳選したいからです．そして，この結論には必ず**鑑別疾患**を交えます[6]．年齢・性別・主訴・既往歴から，common, critical, curable などの枠組み[2] を用いて，鑑別疾患を想起したうえで診察に臨むとこの段階がスムーズになります．

それを踏まえて，いくつかゴールを以下に例示します．

例：
A）消化管穿孔を疑っている患者の今後の検査の方針について相談です．
B）診断がはっきりしない腹痛の患者を帰宅の方針にするかどうかについて相談です．
C）この腹痛の患者を一緒に診察してほしいです．

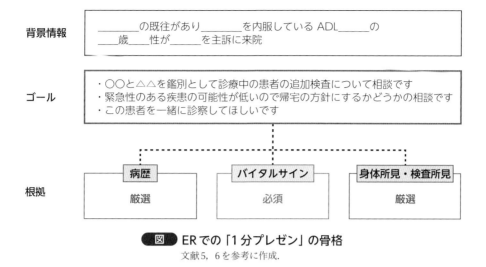

図　ERでの「1分プレゼン」の骨格
文献5，6を参考に作成.

表1　骨格の作成手順

① プレゼンのゴールを決める
② ゴールを支える根拠を抽出する
③ 主訴・既往歴・薬歴は「背景情報」に組み込む
④ 「バイタルサイン」にまつわる情報を入れる
⑤ 現病歴，身体所見，検査所見から根拠を厳選する

　Bのゴールにも救急外来の特殊性が表れています．それは「診断をつける」ことではなく，「**危険な病態か否かを判断する**」ことを重視するという点です．診断する努力はすべきですが，それに固執して過剰な時間をかけてはいけません．救急外来においてBはcommonな選択肢です．

　Cのゴールを選ぶ際は自分の診察に自信がない場合も考えられますが，より重要なのは自分の診察室に入ってきた患者が実は重篤な病態であったときです．網状皮斑など全身状態が不良である場合や，12誘導心電図でのST上昇など明らかに緊急性が高い場合，プレゼンについて悩んでいる時間はありません．**「待てない」と思えばすぐに上級医を呼んで**一緒に診察してもらうか，次の対応の指示を仰ぎましょう．

2）ゴールを支える根拠を抽出する

　表2に「ゴールと根拠のリスト」を例示します．まず，ゴールを目視できるよう上段に記載して，そして患者から得た医学情報のうち，**ゴールを支える根拠となるものをリストアップ**してみましょう．もしくは自分が重要と思うものをメモにリストアップするだけでも構いません．頭のなかだけで考えず，「見える化」することで効率が上がります．

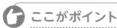　**ここがポイント**

　慣れるまでは「ゴールと根拠のリスト」を使って，大事な所見を「見える化」しよう．

表2 プレゼンのゴールとその根拠のリスト（提示症例での例）

ゴール：尿管結石，虫垂炎，腹部大動脈瘤などが鑑別．血液検査やCTを実行するかどうか？			
主訴	下腹部痛		
現病歴	3時間前	gradual onset	間欠痛	NRS 5/10
ROS	嘔吐なし	下痢なし	痛みの移動なし	生もの摂取なし
既往歴	高血圧症	尿管結石		
薬歴	特になし		
バイタルサイン	異常なし		
身体所見	腹部圧痛なし	CVA叩打痛なし	
検査所見	水腎症なし		

ROS：review of systems

3）主訴・既往歴・薬歴は厳選して「背景情報」に組み込む

2）でリストアップした主訴・既往歴・薬歴は，ゴールに関連したものに絞って「背景情報」に組み込みます．

例えば，脳出血の患者のプレゼンの背景情報には，高血圧などの血管リスクや抗血栓薬の内服の有無は必須でしょうし，侵襲的介入の可能性がある患者のプレゼンではADLは欠かせないでしょう．

4）「バイタルサイン」にまつわる情報を入れる

バイタルサインにまつわる情報の例として，**ショック**や**意識障害**，**発熱**などがあります．上級医によってはバイタルサインを具体的な数字で伝えられることを好む人もいるかもしれません．

5）現病歴・身体所見・検査所見から根拠を厳選する

最後に，リストの項目の「現病歴，身体所見，検査所見」のなかからゴールを支える根拠を厳選しましょう．

診断にかかわるプレゼンにおいて厳選の基準の1つは「**尤度比**」だと考えます．尤度比とは，ある検査結果が疾患をもつ群で発生する見込みと，その同じ結果が疾患のない群で発生しない見込みとの比率によって，疾患の確率がどの程度変化するかを推定するものです．例えば，検査前確率が30％の場合，尤度比が3であれば検査後確率は56％ですが，尤度比が10であれば検査後確率は81％となります．診察とプレゼンに備えて，**主訴ごとにチェックすべき項目をまとめてみてもよいかもしれません．**

そういった基準をもってしても難しいのがこの"厳選"という作業です．そこで，思い切って**各項目を多くても3つくらいに絞ってみましょう**．「3つで大丈夫？」と不安になる方もいらっしゃるかもしれませんが，上級医が聞きたい情報がプレゼンに含まれていなければ，質問されるでしょう．質問されるのを恐れて不必要な情報まで冗長に話すことの方

表3 推敲のためのチェックリスト

☐ ゴールと根拠が的確な因果関係で結ばれているかを確認する
☐ 医療用語を使用する
☐ プロセスを話さない

文章の完成前にチェックリストを用いて推敲しよう．この3つが満たされていないと冗長で伝わりにくいプレゼンになってしまう．

が，忙しい救急外来では悪手です．今後のプレゼンスキルの向上のために，救急外来での勤務終了時など忙しさがひと段落した後に，上級医にその質問の重要性を尋ねるとよいと思います．

6）「1分プレゼン」の骨格に沿って文章を完成させ推敲する

あとは，厳選した情報を骨格に当てはめて，文章にしていくだけです．ただし，いくつか注意点があるので，チェックリスト（表3）に則って文章を**推敲**していきます．

例えば，「CTで胸水貯留があったので肺炎と診断しました」というのは因果関係がおかしいですね．

ほかにも「開眼していてモゴモゴ名前を言っていて，痛みで手が動きました」というより「GCS E4V3M4です」と**医学用語を利用**した方がすばやく情報が伝達されます．

さらに，よく陥りがちなのが「プロセスを話してしまう」ことです．診療のプロセスは，今回提示した症例のようにスムーズにいくことはほぼありません．患者の話が別のことへ逸れていく，主訴が変わるなどさまざまなプロセスの乱れが起こります．しかし，現場でのプロセスの乱れをプレゼンにもち込むと聞いている側は混乱します．プレゼンの主幹部でプロセスは話さず，**背景情報，ゴール，根拠を首尾一貫**させましょう．どうしてもプロセスを伝える必要がある場合はプレゼンの最後で補足しましょう．

7）それでも自信がない場合の対処法

最後に，プレゼンの上達にはある程度の医学知識と経験値も必須になります．どちらも不足しており，そもそも「どう動いてよいかわからない」「待てるのかどうかの判断ができない」場合もあるでしょう．そういった場合は，**こまめに報告と相談をする**のがよいでしょう．

その場合の報告と相談のタイミングですが，救急外来での診療ステージごと（表4）に行うとよいでしょう[2]．

表4　救急外来での診療ステージごとの説明と報告内容

ステージ	患者接触からの目安時間	説明	どのような報告が必要か
Pre-Primary Survey	1分	ABCDの定性的な判断	異常があれば即報告
Primary Survey	3分	ABCDの定量化と生理学的異常の把握	異常があれば即報告
初期検査提出	10分	血液検査やエコー，心電図などを提出	すぐに結果が出る血液ガス，エコー，心電図の異常を報告
Secondary Survey	30分	詳細な病歴聴取と身体所見など	1分プレゼンに則って厳選して報告
追加検査・治療介入	45分	CT・MRIなど，抗菌薬の投与など	血液検査の結果などを報告どんな検査・治療を行うかを相談帰宅させるか相談

文献2を参考に作成．救急車対応に即した形式になっている．診療ステージごとの詳細については文献2に譲る．

〈症例でのショートプレゼン〉

「高血圧症と尿管結石の既往のあるADL自立した80歳女性が下腹痛を主訴に来院されていて，尿管結石の可能性があり，追加検査についての相談です．

腹痛は約3時間前に緩徐に発症し，間欠的で，今はNRS5/10です．随伴症状はなく，生もの摂取歴や痛みの移動もありません．

バイタルサインは正常で，腹部に明らかな圧痛はなく，CVA叩打痛も陰性でした．エコーでも明らかな水腎症はありませんでした．

血液検査やCTを行うかどうか悩んでいますが，いかがでしょうか？」

　上級医からは血液検査と尿検査，単純CTを撮影するよう指示を受けた．血液検査と尿検査では異常所見はなく，CTでも尿管結石はなく，その他の原因もはっきりしなかった．CT後には腹痛は消失していた．上級医に検査結果と腹痛の消失を報告すると帰宅の方針となった．患者にその旨を説明し帰宅とし，次の患者の診療に向かった．

■ おわりに

　必要十分で簡潔という完璧なプレゼンをしたいと常に心がけていますが，私自身もコンサルトした先生に追加で質問を受けることもあるし，「長すぎたかな」と思うことも多々あります．それでも，それは**成長のチャンス**です．プレゼンを**大事な学びの場**と捉えて，どんどんチャレンジしてみてください．

■ 引用文献

1）Wawrykow TMJ, et al：Emergency Medicine Oral Case Presentations：Evaluation of a Novel Curriculum. AEM Educ Train, 4：379-386, 2020（PMID：33150280）

2）「動きながら考える！内科救急診療のロジック」（松原知康，吉野俊平/著），南山堂，2016

3）「産業教育機器システム便覧」（教育機器編集委員会／編），日科技連出版社，1972

4）「医師のつくった『頭のよさ』テスト」（本田真美／著），光文社，2012

5）「1分で話せ」（伊藤羊一／著），SB Creative，2018

6）THE EMERGENCY MEDICINE ORAL CASE PRESENTATION：Legacy Module Oral Case Presentations in the emergency department
https://emocp.squarespace.com/aem（2024年4月閲覧）

7）「考える技術 第4版」（Scott D.C. Stern, 他／編，竹本 毅／訳），日経BP，2020

Profile

香月洋紀（Hironori Katsuki）

飯塚病院 救急科／埼玉医科大学大学院 臨床医学研究系専攻 臨床中毒学

飯塚病院で初期研修後，同院の救急科へ所属し，現在医師11年目．中毒をサブスペシャリティとして大学院で研究にも勤しんでいます．この年になっても飯塚病院で経験する症例は，示唆に富み胸を熱くさせてくれます．救急医としての第一歩を，飯塚で踏み出してみませんか？ たくさんの学びと成長が待っています．

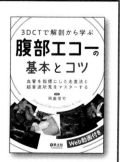

【Part 2：情報共有をする】
担当入院患者の定時プレゼン

堀田亘馬

①「型」に沿ったプレゼンを心がけよう

②経時的な変化と，To do を明確にしてプレゼンしよう

③「過不足のない」プレゼンをめざそう

はじめに

　　入院担当患者について，上級医に方針確認のためのプレゼン（定時プレゼン）をして苦い思いをしたことはないでしょうか？「朝は食事をとれていたの？」「この検査結果はどうだったの？」などと上級医に次々質問されて，言葉に詰まったことはありませんか？「もうちょっと短くまとめてよ」と言われたことはありませんか？ ここでは定時プレゼンの実践的なエッセンスを学んでいきましょう．

1 定時プレゼンの目的

　　定時プレゼンの目的は，「プレゼンを聞く上級医にとって過不足なく情報を共有して方針を確認する」ことであって，決して「自分の言いたい情報をプレゼンする」のではありません．初学者は「型」に沿ってのプレゼンをまずは心がけたうえで，内容を洗練させていくという順番がよいでしょう．

2 定時プレゼンの「型」とは？

　定時プレゼンは，入院時のフルプレゼンとは異なり，ある程度<u>上級医とすでに情報が共有されていることが前提</u>でのプレゼンであることに留意します．かつ，複数の担当患者を一気にプレゼンすることが多いため，限られた時間のなかで過不足なくプレゼンしなければなりません．これらをふまえ，以後は

① 朝のプレゼン（その日の治療方針の確認）
② 夕のプレゼン（その日の経過報告と翌日以降の方針の確認）

に分けて考えてみましょう．

3 朝プレゼンの「型」とプレゼンの例

　朝プレゼンの目的は「その日の治療方針の確認」です．前日までで上級医と共有していることに加え，そこからの変化（夜間イベント），当日朝の患者の状況や検査所見などの情報を総合して当日の方針を確認・共有します．これらを過不足なくプレゼンするため，下記の「型」に沿ってプレゼンを組み立ててみましょう．

① 名前，年齢，性別
② 入院理由となったメイン疾患名＊，治療内容，入院日数
③ オーバーナイトイベント（前日夜間イベント）や今朝までの状況
④ バイタルサイン
⑤ 身体所見
⑥ 検査所見
⑦ プロブレムリスト，評価と介入・方針
＊必要なら主訴も加えたり，複数プロブレムを列挙するのもよいでしょう．

● 朝プレゼンの一例

　朝プレゼンの「型」に当てはめたプレゼンの例を示します．

① 名前，年齢，性別
田中花子さん，80歳女性．
② 入院理由となったメイン疾患名，治療内容，入院日数
発熱を主訴に来院され，暫定的に尿路感染症の診断としてセフトリアキソン2 g 24時間ごとで加療を開始し本日で3日目です．
③ オーバーナイトイベント（前日夜間イベント）や今朝までの状況
オーバーナイトイベントとして，夜間にルートの自己抜針がありルートの再留置を行っております．食事は昨日の夜は5割程度でしたが，今朝は9割摂取していました．

④ バイタルサイン

今朝のバイタルサインは血圧 120/80 mmHg，脈拍 90 回/分，呼吸数 12 回/分，体温 37.2℃で，SpO2 は室内気で 98％でした．意識レベルはクリアで受け答えは昨日と比較してもはっきりしています．

⑤ 身体所見

身体所見では右の CVA 叩打痛がありますが，前日と比較すると改善傾向です．

⑥ 検査所見

今朝の検査結果ですが，入院時の検査結果と比較して白血球は 16,000/μL から 12,000/μL へ，クレアチニンは 1.2 mg/dL から 0.9 mg/dL へ，CRP は 15 mg/dL から 11 mg/dL となっています．ほか，肝胆道系酵素や電解質を含め異常所見はありませんでした．

⑦ プロブレムリスト，評価と介入・方針

評価と介入・方針です．

発熱，尿路感染症疑いについてです．細菌検査室での尿のグラム染色ではグラム陰性桿菌を認めており，本日菌名が判明する予定です．臨床経過は良好と判断しており，大腸菌やクレブシエラ属などの腸内細菌目細菌なら感受性が判明するまではセフトリアキソン 2 g 24 時間ごとを継続する予定です．治療期間は，尿路感染症として 7 ～ 10 日程度の治療期間を予定しています．熱源は現時点で尿路以外にフォーカスはないと考えており，尿路感染症として加療を継続します．

点滴に関しては昨日から今日にかけて等張晶質液を 1 日 1,500 mL ペースで投与しておりましたが，今朝の食事摂取は良好ですので，昼の食事も問題なく摂取していれば点滴は午後で終了予定です．

急性腎障害に関してです．ベースラインのクレアチニンは 0.7 mg/dL で，敗血症に伴う腎前性腎障害±急性尿細管壊死として補液と抗菌薬加療を行っており 1.2 mg/dL から 0.9 mg/dL へ推移しており経時的に改善傾向です．

ルートの自己抜針があったことについてです．そのときに見当識障害があったようでしたが，症状は波があるようで朝は見当識障害がない状態でした．せん妄と考えて，時計を置いたり眼鏡をかけていただくなどの環境調整が可能かをご家族と電話でご相談したうえで，日中傾眠傾向だったので積極的に覚醒を促して概日リズムを整えるように看護師とも共有しておきます．

退院時期に関しては，7 日以上の経静脈的治療が終了し，その後場合によっては内服スイッチを行ったうえで自宅退院予定で考えています．その予定でよければ本日私からご家族に連絡してもよろしいでしょうか．現在の ADL は入院前と変わりなく，そのまま自宅退院をめざしていく予定です．

以上です．

いかがでしょうか．文字をみると少し長いように思うかもしれませんが，決して不要な情報がたくさんあるわけではないことがわかると思います．

特に入院して数日以内は，診断が確定していない段階であれば，考えるべきプロブレムリストが多かったり，評価に沿ってさまざまな状況を想定した方針を考慮したりする必要があります．いずれも，**経時的な変化を共有することがとても大事です**．

日中は上級医が外来をしていたり会議があったりと，即座に相談することが難しいことも多いため，アクションが遅れてしまわないようにあらかじめ**日中に起こりうることを想定してプレゼン・相談し当日中のTo doを明確にする**ことを心がけましょう（**5**「ハマりがち！ な落とし穴を知っておこう」の項を参照）．

> **(ア) ここがポイント**
> ....
> プロブレムリストは，忙しい朝の時間ですべて共有する必要はありません．夕方に共有しても問題ないことに関しては省いてもよいでしょう．少なくとも，担当患者の大きな方針にかかわるプロブレム，当日日中にアクションが必要なプロブレム，直近で変化があるプロブレム，などは必要なことが多いので，それらを含めた取捨選択は意識的にしていくようにしましょう．

4 夕プレゼンの「型」とプレゼンの例

夕プレゼンの目的は「その日の経過報告と翌日以降の方針の確認」です．朝に上級医と共有したことからの変化と，翌日の短期的な方針はもちろん，退院を見据えた中〜長期的な方針を確認・共有します．これらを過不足なくプレゼンするため，下記の「型」に沿ってプレゼンを組み立ててみましょう．

> ① 名前，年齢，性別
> ② 入院理由となったメイン疾患名，治療内容，入院日数
> ③ 日中イベント
> ④ プロブレムリスト，評価と介入・方針

●夕プレゼンの一例

夕プレゼンの「型」に当てはめたプレゼンの例を示します．

> ① 名前，年齢，性別
> 田中花子さん，80歳女性．
> ② 入院理由となったメイン疾患名，治療内容，入院日数
> 発熱を主訴に来院され，暫定的に尿路感染症の診断としてセフトリアキソン2g 24時間ごとで加療を開始し本日で3日目です．
> ③ 日中イベント
> 体温は日中に36.6℃になり，また収縮期血圧が160 mmHgでした．昼の食事はすべて摂取できていたようです．

④ プロブレムリスト，評価と介入・方針

評価と介入・方針です．

尿路感染症についてです．本日日中に培養結果を確認し，尿培養からは大腸菌が検出されたためセフトリアキソン2g 24時間ごとを継続しています．感受性が判明するのは明日の予定で，セフトリアキソンに感受性があるかどうかを確認し，仮にESBL産生大腸菌であればセフメタゾール2g 24時間ごとへ，アンピシリンに感受性があればアンピシリン2g 8時間ごとへ抗菌薬をde-escalation予定です．治療期間は7日から10日程度を考えています．

点滴に関しては，昼の食事摂取量は10割で今後も食事摂取量は十分見込まれたので補液を終了しました．

急性腎障害に関しては，敗血症に伴う腎前性腎障害±急性尿細管壊死として抗菌薬と本日までの補液を行い経時的に改善傾向です．2日後の採血でトレンドを確認予定です．

夜間せん妄に関しては，時計と眼鏡を持ってきていただくようにご家族へ依頼をいたしました．日中はリハビリスタッフと協議し，離床を促して日中は車椅子で過ごす時間を長くとりました．

環境調整を行ったうえで昼夜逆転が続くようであれば眠剤の導入を考えています．

また，日中血圧が160 mmHgまで上昇したことに関してです．特に疼痛などを含めた身体的・精神的なストレスはなく平穏な状態で血圧が上昇傾向のようでした．自宅での血圧はもともと高かったようですが，まだワンポイントなので今後も血圧の上昇が続くようであれば降圧薬の導入を考えています．急性腎障害があるため，直近で導入するならカルシウム拮抗薬での導入を考えています．

退院時期に関しては，7日以上の経静脈的治療が終了し，その後場合によっては内服スイッチを行ったうえで自宅退院予定であることは本日ご家族にお伝えしました．現在のADLは入院前と変わりなく，そのまま自宅退院をめざしていく予定です．退院時期がある程度見込めたら，再度ご家族と退院の具体的日程を協議する予定です．

以上です．

　夕プレゼンでは，その日行ったことや変化したことなどを上級医と共有し，さらに明日以降のTo doを共有します．過不足のないプレゼンであることに変わりはありませんが，**プロブレムリストに対して漏れなく評価と介入・方針を立てることが重要です**．朝プレゼンの内容と比較すると，似て非なることがわかると思います．

> **👉 ここがポイント**
>
> 　方針は明日以降の短期的なものと，長期的なものの双方を考える癖をつけると聞き手は
> わかりやすいことが多いです．短期的な方針は明日〜数日以内にアクションが変わりうる
> こと，長期的な方針とは，例えば退院に向けてはどういうことを考えているか，といった
> ことがあげられます．

【Column1：プレゼンの新しい型 "EAP format"】

　プレゼンの型が "SOAP" = Subjective, Objective, Assessment & Plan であることには
変わりはありませんが，上級医のプレゼンを聞くと必ずしもそれに従っていないケースがある
かと思います．近年，"EAP format" = Events → Assessment & Plan の順番にプレゼンする
型が紹介されています．これは，"S" "O" をすべて述べた後にプロブレムごとに A & P を述べる
"SOAP" とは異なり，Event あるいはプロブレムごとに，それに付随する SOAP をすべて述べ
ていくというものです[1]．つまり，プロブレム①に関して SOAP，次にプロブレム②に関して
SOAP …と述べていくというものです．

　今回朝・夕プレゼンの例であげたのは SOAP の型ですが，EAP format ではそれよりもプレ
ゼンの時間が短縮され，より A & P の議論に時間を使いやすく，上級医は自然とこの型でやっ
ていることが多いかもしれません．しかしながら SOAP の型をしっかりマスターしてからの方
が，失敗なくプレゼンできると思いますのでまずは SOAP に慣れていくほうがよいように思い
ます．

---

5 ハマりがち！　な落とし穴を知っておこう

　この項では，定時プレゼンでハマりがちな落とし穴を紹介します．

1）なんとなく「改善傾向です」とプレゼンしてしまう

　臨床経過の指標となるものは，熱やCRPだけではないですよね．全身状態や食事量，バ
イタルサインや検査所見などあげればたくさんありますが，それらがすべて改善している
と言い難い状況は決して珍しくありません．各プロブレムの治療効果判定の指標を設定し
経時的に評価すること，またどれが改善していてどれが増悪しているのか，1つの指標に
引っ張られずにフラットに見ることが重要です．

2）朝プレゼンで「これに関して，今日どうしようか考えていきます」と
プレゼンする

　方針を共有して相談するはずの朝プレゼンの時点で方針が立っていないと，アクション
がワンテンポ遅れてしまい，ひいては患者診療がスムーズにできないということにつなが
りかねません．あと一歩，方針をここまで考えたけどこの先がわからない，これとこれを
行うのが選択肢だと思うがそれが妥当かどうかを相談したい，というところまで考えられ
たら十分です．そしてそれに頭を悩ませて調べたりする過程が，医師として成長を表すも
のと筆者は考えています．

おわりに

　指導医のスタイルにもよるかもしれませんが，慣れるまでは少し長めのプレゼンでも許容されるのではないかというのが，私個人の意見です．つまり，（もしかすると今回紹介した一例が「過」のプレゼンだと感じた方もいらっしゃるかもしれませんが）「過」のプレゼンを行う方が，「不足」のプレゼンをするよりも，患者安全や診療の質を考慮するとよいのではないか，という考えです．

　もちろん，「プレゼンすべき内容≒診療の質が保たれる内容≒指導医が聞きたい情報」を考えて意識的に大事なところを絞ってプレゼンする，試行錯誤を重ねながら「過不足のない」プレゼンを目標にしていくのが大事であることに変わりはありません．必要に応じてプレゼンに関してのフィードバックを指導医に求めるのも有用でしょう．

どのようにプレゼンするかは病院や所属科のスタイル，あるいは上級医のスタイルにもよりますが，核となる部分は変わらないので，ぜひ参考にしてみてくださいね．

「よいプレゼン」ができるということは，患者をしっかり把握できていることや思考が整理されていることとほぼ同義と筆者は考えており，よい臨床医の要素の1つと考えています．よいプレゼンをめざしつつ，よい臨床医も同時にめざしていけるように一緒に頑張っていきましょう．

引用文献

1）Appold B, et al：Comparing oral case presentation formats on internal medicine inpatient rounds：a survey study. BMC Med Educ, 23：377, 2023（PMID：37226142）
2）Starmer AJ, et al：Changes in medical errors after implementation of a handoff program. N Engl J Med, 371：1803-1812, 2014（PMID：25372088）

Profile

堀田亘馬（Koma Hotta）

洛和会音羽病院 感染症科/ICU・CCU
内科専門医
京都府立医科大学卒，麻生飯塚病院で初期研修，総合診療科で専攻医を修了．2020年度同科チーフレジデント．2021年高槻病院総合内科，2022年4月洛和会音羽病院総合内科，同年10月より感染症科，2023年11月より現職．2020年7月より米国内科学会日本支部Resident-Fellow Committee委員長を務め「若手で内科を盛り上げる」ことを理念に勉強会などを企画．2024年7月より同学会Early Career Physician Committee委員長を務め，日本版ホスピタリスト育成などに関わるセミナーや勉強会を企画しています．

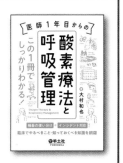

【Part 3：緊急時のコミュニケーション】

入院患者が急変したときのショートプレゼン

松本丈雄

① 緊急時はマルチタスクを強いられるから難しい！
② プレゼンはできるだけシンプルに！「型」を使おう！
③ 院内急変システムの起動方法は必ず把握しておく！

はじめに

　夕方ふらっと病棟を歩いていたら，血相を変えた看護師さんに「先生，急変です！応援お願いします！！」と呼び止められたことありませんか？研修医の皆さんが遭遇したくない場面の1つだと思います．そういった場面で，研修医の先生だけで診療が完結することは少なく，上級医への報告が必須でしょう．患者さんの緊急度も高く情報収集の時間も限られている…．本稿がそんなときでも適切にプレゼンできるような助けになることを願います．

症例

　病棟の残務を終え，時刻は20時．帰路に着こうと病棟の廊下を歩いていると，病室から新人看護師さんが飛び出してきました．

新人看護師「先生大変です！ 自分の担当患者さんからナースコールがあり，見に行くとすごく苦しそうにしていました．今看護師の応援を呼んでいます．先生も協力お願いします（汗）」

研修医　　「わかりました，すぐ行きます（汗汗）」

　研修医が患者さんを見に行くと，ベッド上に頻呼吸の患者さんがいます．
　さて，研修医はここからどう動けばよいでしょうか？

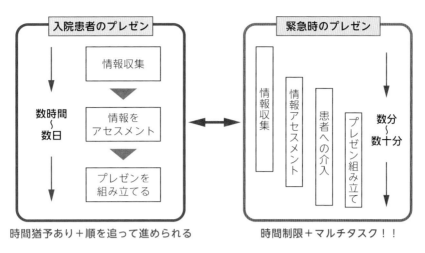

図1 入院患者プレゼンと緊急時プレゼンの違い

1　緊急時のプレゼンが難しいのはなぜだろう?

　緊急時のプレゼンが，なぜ難しいかについて考えてみます．症例プレゼンを行うには「① 情報収集 → ② 情報をアセスメント → ③ プレゼンを組み立てる」という作業が必要です．緊急時はそこへ「患者への介入（検査・治療）」が加わります．さらに緊急時の場合は「情報を集める → アセスメントする」という順を追ったステップを踏めないことも多く，情報を集めながら同時にアセスメントを行わないといけない場面もあります．**知らず知らずのうちにマルチタスクになっていることが緊急時のプレゼンを難しくさせる要因の1つだと筆者は考えます**（図1）．緊急性が高く，かつマルチタスクな状況は事故が起きやすい場面でもあります．できるだけシンプルに考えることで，事故を避けつつうまく助けを呼べるように工夫しましょう．「情報収集」，「アセスメント＋介入」，「プレゼンの組み立て」の順に説明していきます．

2　情報収集をシンプルに

　急変時において，担当患者でもない限りははじめてその患者さんを診察することになります．入院患者にかかわる情報は膨大であり，緊急時にあれもこれも情報を集める時間はありません．情報を絞って集めていきましょう．**筆者はひとまず ① 入院の理由，② 急変前後の状況を把握し，その後はアセスメント・介入と並行させながら ③ 急変までのバイタルサインを情報収集するようにしています**（図2）．

　情報収集はプレゼンテーションを組み立てるための重要なパーツです．しかし詳細に情報を集めようとすると沼にハマってしまいます．**緊急時のポイントは詳細にこだわりすぎず「ざっくり」と情報収集することです**．図2のポイントに絞れば，短時間でもなんとか情報収集できそうではないでしょうか．

① 入院の理由	患者さんの背景をざっくりと理解し，鑑別を考えるために有用です．担当看護師さんに聞くのが早いでしょう．
② 急変前後の状況	急変前後の情報は鑑別を行うために非常に重要です．救急外来における「現病歴」的な役割を果たします．急変の発見者または担当の看護師さんに聞くとよいでしょう．
③ 急変までのバイタルサイン	急変がどのくらいの時間経過で起こっているか知るために有用です（突然発症か，時間単位での悪化か，数日単位での悪化か）．電子カルテの経過表が有用なことが多いです．

図2 急変時の情報収集

3 アセスメント＋介入をシンプルに

急変時は基本にたちかえりABCDアプローチ※1に沿ってアセスメントと介入を進めます．こちらは本稿の趣旨と少しずれますので説明は割愛しますが，大事な内容なのでぜひ関連書籍で勉強しておきましょう（「参考文献・もっと学びたい人へ」参照）．

※1 Airway（気道），Breathing（呼吸），Circulation（循環），Dysfunction of central nerve system（神経）の順に患者の評価・介入を進める方法．

4 プレゼンの組み立てをシンプルに

先述のように緊急時は情報収集，アセスメントと介入を進めながら，プレゼンの組み立てを行う必要があります．患者さんへの対応で精一杯で，プレゼンの組み立てまでは頭が回らない…なんて読者も多いでしょう．緊急時はABCDアプローチのような「型」を用いることで組み立てがシンプルにできるかもしれません．本稿では「SBAR」を用いたプレゼンの組み立てを紹介します．

1）SBARとは？

SBARとは，TeamSTEPPS®※2（Team Strategies & Tools to Enhance Performance & Patient Safety）という教育プログラム内で紹介されているコミュニケーションツールの1つです[1]．S：Situation（状況），B：Background（背景），A：Assessment（評価），R：Request or Recommendation（依頼または提案）の4つの部分から構成され，緊急時の円滑な申し送りに有効とされます．SBARを使用することでコミュニケーションエラー，予期しない死亡，ICU入室などの減少に有効だったとする系統レビューもあり[2]，国内でも患者安全対策の一環としてその使用を推奨する病院もあります．

※2 TeamSTEPPS®：コミュニケーションとチームワークスキルを向上させることで，患者さんの転帰を最適化することを目的とした教育プログラム．コミュニケーション，リーダーシップ，状況モニタリング，相互補助の4つをコアとする（「参考文献・もっと勉強したい人へ」2）参照）．

2）SBARを用いたプレゼンの実際

先ほどの症例で，研修医の先生がどうプレゼンテーションするのか見ていきましょう．

症例のつづき

研修医は病室に入り，担当看護師さんから情報収集しつつ，ABCDアプローチでアセスメントをはじめました．

研修医「バイタルサインは頻呼吸以外は正常範囲内だ．でも冷汗もあるし何かあるはず．
　　　…これは！ 当直の先生に報告します！！」

何かに気がついた研修医は上級医へ電話をかけました．

研修医「○○先生，今よろしいでしょうか．研修医の△△です．病棟の患者さんが胸痛を訴え，
　　　その対応の相談で当直の○○先生にお電話しました」
当直医「え？ 急変？ どこの患者さんが？ どんな状況？？」
研修医「□□さんは××病棟に心不全のため入院中の80歳男性です．20時から冷汗を伴う胸
　　　痛を発症しました．現在も胸痛が持続し，モニター心電図のⅡ誘導でSTの上昇があり，
　　　急性心筋梗塞の可能性を疑っています．先生にも診察いただきたいのですがよろしいで
　　　しょうか」
当直医「それはいけない！ バイタルサインは？」
研修医「意識晴明で呼吸回数24回/分の頻呼吸があります．SpO$_2$は室内気で95％，脈拍数
　　　70回/分，血圧110/60 mmHgです」
当直医「ありがとう．すぐ行きます！」

当直医がすぐに診察のため来棟し，各検査の結果ST上昇型急性心筋梗塞の診断で患者さんは緊急でカテーテル検査へ出棟した．

今回のプレゼンテーションをSBARに当てはめてみましょう（表）．

緊急時のポイントは情報を詰め込みすぎないという点です．例えば背景の部分では今回の病態，急変と関係ない既往歴まで伝える必要はありません．またアセスメントでも正常なバイタルサインをすべて伝える必要はありません．では重要なポイントは何か？ という点はここまでの「Part 1〜2」を読み返して確認しましょう．**最も重要なことは「相手に何をしてほしいと考えているか」**です．相手が動いてくれるように情報を取捨選択しましょう．

3）SBARの弱点 ―超緊急時には△―

緊急時のプレゼンテーションの型としてSBARを紹介しましたが，すべてのケースで有効なわけではありません．例えば最も緊急性の高い心肺停止または心肺停止が切迫している場合にはプレゼンテーションを考えている場合ではありません．第一に行うべきは「応援を呼ぶ」ことです．後述する"コードブルー"などを利用し早急に応援を呼びましょう．

表 提示症例をSBARに当てはめてみる

	伝えるべきこと	プレゼン例
S：Situation（状況）	誰に何が起こっているか？ なぜ電話しているか？	病棟の患者さんが胸痛を訴え，その対応の相談で当直の○○先生にお電話しました．
B：Background（背景）	患者背景を簡潔に （入院の理由や関連する既往歴）	□□さんは××病棟に心不全のため入院中の80歳男性です．
A：Assessment（評価）	病態に関連するバイタルサインや検査結果を伝える． 疑っている診断を伝えてもOK．	現在も胸痛が持続し，モニター心電図のⅡ誘導でSTの上昇があり，急性心筋梗塞の可能性を疑っています．
R：Recommendation or Request （提案または依頼）	相手に何をしてほしいか？ 何を行えばよいと考えているか．	先生にも診察いただきたいのですがよろしいでしょうか．

5 急変は起こってからが勝負？

「院内急変」といえばいつ起こるかわからず，その対応も急変が起こってからスタート！といったイメージがあるかもしれませんが，それは間違いです．多くの総合病院では心肺停止など緊急性が非常に高い状況が発生したときの対応をシステム化しており，**勤務するスタッフは急変システムの起動方法を把握しておく必要があります**．

1）超緊急時はとにかく早く応援を！"コードブルー"

心肺停止や心停止が切迫する状況で使用されるコールです．施設によって呼び方は異なりますが，"コードブルー"，"スタットコール"，"救急コール"などと呼ばれています．このコールで重要なのはとにかく「**場所**」です．このコールが鳴ること自体，緊急度が非常に高いため，患者の状態をあれこれ伝える必要はありません．とにかくどこで急変が起こっているのかを簡潔に伝えましょう．例として，このコールが起動されると全館放送で「○○病棟でコードブルーです．対応可能な医師は集合してください」といった内容が流れます．一度の連絡で多くの人員を集めたいときは非常に有用です．

〈プレゼンの例〉
電話交換□□番へ電話し「○○病棟△△号室でコードブルーです！」

2）急変対応の強い味方"rapid response system（RRS）"

一般病棟入院中に心肺停止した患者の84％は，心肺停止の8時間前に何らかの臨床的な増悪や新たな訴えが記録されていたという報告があります[3]．コードブルーやスタットコールが心停止等の非常に重篤な状態で起動されるのに対して，**RRSはより早い段階で起動し，早期に患者さんの異常へ介入することで転機を改善させることを目的としています**．RRSはバイタルサイン等の客観的な起動基準を明確に定めてあり，加えて主観的なもの（急変の懸念がある，何かおかしい）もあり，起動の閾値を下げる工夫がされています．RRSを

起動する場合は先述のSBARでのプレゼンが有効でしょう．

おわりに

　　急変の現場は慌ただしく，筆者もいまだに慌ててしまいます．「型」の使用で，皆さんの緊急時のプレゼンが少しでもうまくいくことを願っています．

引用文献

1）Agency for Healthcare Research and Quality：TeamSTEPPS® 3.0 Pocket Guide
  https://www.ahrq.gov/sites/default/files/wysiwyg/teamstepps-program/teamstepps-pocket-guide.pdf

2）Müller M, et al：Impact of the communication and patient hand-off tool SBAR on patient safety: a systematic review. BMJ Open, 8：e022202, 2018（PMID：30139905）

3）Schein RM, et al：Clinical antecedents to in-hospital cardiopulmonary arrest. Chest, 98：1388-1392, 1990（PMID：2245680）

参考文献・もっと学びたい人へ

1）「みんなの救命救急科」（志馬伸朗／監，三谷雄己／著），中外医学社，2022
  ↑ABCDアプローチについてわかりやすく解説されています．研修医の先生は必読！

2）Agency for Healthcare Research and Quality：TeamSTEPPS®
  https://www.ahrq.gov/teamstepps-program/index.html
  ↑英語サイトですがTeam STEPPS®の内容について学ぶことができます．英語の勉強がてら興味のある方はぜひ！

Profile

松本丈雄（Takeo Matsumoto）
市立三次中央病院 救急科
広島県北の田舎で1人，救急と集中治療をやっています．来年はさらに田舎へ行く予定．日本集中治療医学会U35projectにかかわっています．興味のある方ぜひご参加ください．
https://www.jsicm.org/commitee/U35/

（日本集中治療医学会U35project）

特集関連バックナンバーのご紹介

2023年5月号 (Vol.25-No.3)

医師の書類作成　はじめの一歩

診療情報提供書、診断書から院内の記録まで、
効率的な "伝わる書類" の書きかた

大塚勇輝，大塚文男／編

□ 定価2,530円(本体2,300円+税10%)　□ ISBN 978-4-7581-1697-8

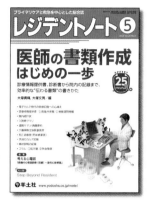

読者の声

- ●「書類作成のスタンダードを知ることができてよかったです．実例がしっかり載っているのもありがたく思いました」
- ●「これまで自施設で習った自己流の方法で紹介状を作成していましたが，実際の文面が豊富に掲載されており，比較検討しながら基本を学ぶことができました」

2023年2月号 (Vol.24-No.16)

研修医の学び方 限りある時間と機会を うまく活かすためのノウハウ

小杉俊介／編

□ 定価2,530円(本体2,300円+税10%)　□ ISBN 978-4-7581-1692-3

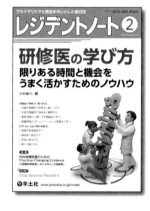

読者の声

- ●「データや記憶のメカニズムなどに基づいて解説されており，自分の勉強のしかたを見直すきっかけとなった」
- ●「アプリからSNSに至るまで，現代のツールの活用方法について解説いただきとても勉強になりました」

2022年4月号 (Vol.24-No.1)

身体診察 いざ、「型」から「実践」へ

頭から爪先まで、現場の診察手技と所見の意味を知って実臨床に活かす！

中野弘康，石井大太／編

□ 2,200円(本体2,000円+税10%)　□ ISBN 978-4-7581-1677-0

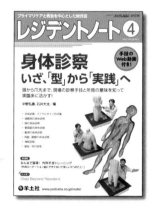

読者の声

- ●「実際の身体診察時の様子や注意点なども動画でわかりやすく解説されていて，上級医に指導してもらえる機会がなくても自分で学ぶことができとてもよかったです」
- ●「『情報収集』の方法と着眼点が病態と絡めて説明されており，何を目的として所見を取るのかまで含めた体系的な身体診察を学ぶことができました」

**詳細は
レジデントノート HPで！**

最新情報もチェック ▶

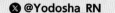

 residentnote　 **@Yodosha_RN**　 **rnote_yodosha**

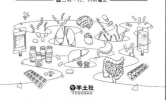
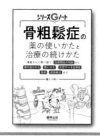
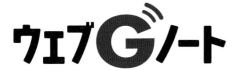

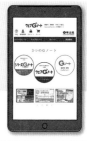

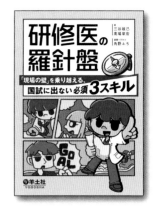
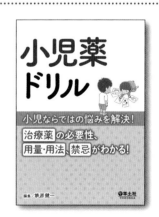

検査値の本当の読み方

症例問題に挑戦！

特別掲載

本コーナーでは，書籍「病態がみえる 検査値の本当の読み方」に掲載の症例（p.197 Case9）をもとに問題を出題しています．

松本　剛（信州大学医学部附属病院 臨床検査部）

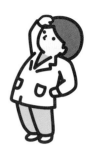

症例

50代男性，スキー場でリフトに乗っていた際に6mの高さから転落をした．スキー場のパトロールによって救出され，救急要請された．高エネルギー外傷のためドクターヘリが出動した．

フライトドクター接触時バイタルサイン：

血圧70/45 mmHg，心拍数113回/分，呼吸数30回/分，SpO_2 94%（酸素10L リザーバーマスク），体温32.6℃（前額部）

ショックバイタルであり，細胞外液を投与しながら当院に搬送された．

来院時現症：

● 身長167cm，体重75kg
● バイタルサイン：

　血圧92/64 mmHg，心拍数115回/分，呼吸数32回/分，SpO_2 94%（酸素10L リザーバーマスク），体温35.6℃（腋窩），意識E4V5M6
● 胸部：呼吸音 清，右でやや減弱
　　　　心音 整，雑音なし
● 腹部：平坦，軟，圧痛なし
● 骨盤部：自発痛あり
● 到着直後の血液検査結果の一部を表に示す．

表 **血液検査結果**

検査項目	検査結果	基準範囲
TP	5.0	6.6～8.1 g/dL
Alb	3.0	4.1～5.1 g/dL
UN	20.4	8.0～20.0 mg/dL
Cre	1.45	0.65～1.07 mg/dL
AST	393	13～30 U/L
ALT	281	10～42 U/L
LD	962	124～222 U/L
CK	711	59～248 U/L
CK-MB	15.0	0.0～0.5 ng/mL
CRP	0.03	0.00～0.14 mg/dL
高感度トロポニンT	0.180	0.000～0.014 ng/mL
WBC	19.9	3.3～8.6 × $10^3/\mu$L
RBC	3.83	4.35～5.55 × $10^6/\mu$L
Hb	12.5	13.7～16.8 g/dL
PLT	207	158～348 × $10^3/\mu$L

問題1 以下の4つの検査項目に異常値が認められる．このうち，臓器損傷を疑うべき項目として誤っているのはどれか．

a. クレアチニン　　　　b. ALT　　　　c. CK　　　　d. 高感度トロポニンT

問題2 受傷起点とバイタルサインから出血性ショックと考え，RBC輸血を開始した．本患者において，RBC2単位を輸血した場合に，予測されるヘモグロビン上昇値はどのくらいか．
なお，RBC2単位は献血200mLに由来し，容積280mL（2.8 dL），ヘモグロビン含有量は20 g/dLである．

a. 0.5 g/dL　　　　b. 1.0 g/dL　　　　c. 2.0 g/dL　　　　d. 3.0 g/dL

解答・解説

解答1 a. クレアチニン

解説

外傷に伴う臓器損傷（細胞傷害）が起こると，その細胞内に含まれる酵素などが血中に逸脱してくるため，検査値の変動として捉えることができる．ALTは肝細胞に，CKは筋細胞に比較的特異的な逸脱酵素であり，高感度トロポニンTは心筋の筋原線維の収縮調整蛋白の1つであり，いずれもそれぞれの細胞傷害により上昇する．それに対してクレアチニンは骨格筋内で産生される老廃物が尿として排泄されるため腎機能の推定に用いられる．そのため，腎臓自体が外傷により損傷を受けたとしても，腎臓の細胞内からクレアチニンが血中に逸脱することはない．腎損傷により，腎血流量が低下したり，尿管損傷により尿排泄ができなくなったりした場合にはクレアチニンが上昇することがあるが，細胞傷害により逸脱している状況とは異なる．本症例では出血性ショックに伴う腎血流低下の結果としてクレアチニンが上昇していると考えられる．

→さらに詳しく解説
📖「病態がみえる 検査値の本当の読み方」＊
p.46　第1章-5 細胞傷害
p.116 第2章-10 心停止患者の検査値の変動
p.197 第3章-Case9

解答2 b. 1.0 g/dL

解説

予測ヘモグロビン上昇値（g/dL）は，「投与ヘモグロビン量（g）／循環血液量（dL）」で求められる．RBC2単位中には，$20 \text{ g/dL} \times 2.8 \text{ dL} = 56 \text{ g}$ のヘモグロビンが含まれ，本症例は体重75 kgより，循環血液量（dL）＝ $70 \text{ mL/kg} \times 75 \text{ kg}/100 = 52.5 \text{ dL}$ と推定される．したがって，予測ヘモグロビン上昇値＝RBC2単位中のヘモグロビン量／循環血液量＝ $56 \text{ g}/52.5 \text{ dL} ≒ 1.0 \text{ g/dL}$ となる．なお，実際には本症例ではRBC2単位輸血後にヘモグロビンは9.1 g/dLとなり，搬送時と比べ3.4 g/dL低下していたため，搬送時から比べると $(3.4 + 1.0)/12.5 ≒ 35 \%$ のヘモグロビンを失っていると推定される．

→さらに詳しく解説
📖「病態がみえる 検査値の本当の読み方」＊
p.92　第2章-5 輸血療法と検査値の変動
p.197 第3章-Case9

文献）厚生労働省医薬・生活衛生局：血液製剤の使用指針，2019

※問題・解説は本コーナーのために新たに作成したものです．書籍に問題は掲載されていません．

> **ルーチン検査の結果には多くの患者情報が詰め込まれています．**
> 検査値の読み方を基本から学びたい方，
> 検査値変動の意味を改めて学びたい方にオススメの書籍を紹介します

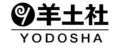

病態がみえる 検査値の 本当の読み方

新刊

ルーチン検査の見かたが変わる、
病態把握と診断・治療に活かす7つの視点

監 本田孝行　編 松本 剛

- 定価 4,400円（本体 4,000円＋税10%）　■ B5判　■ 280頁
- ISBN978-4-7581-2416-4

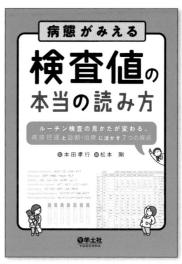

- ● 血液・尿検査の結果を使いこなせれば，診断・治療の精度をもっと上がる！
- ● 注目すべき検査項目は何か，病態の改善・悪化でどう変動するか，
  症例経過を通し解説します．

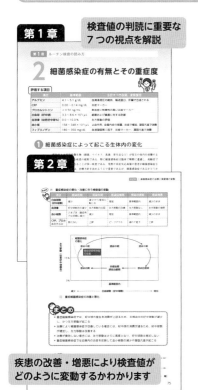

第1章　検査値の判読に重要な7つの視点を解説

第2章

疾患の改善・増悪により検査値が
どのように変動するかわかります

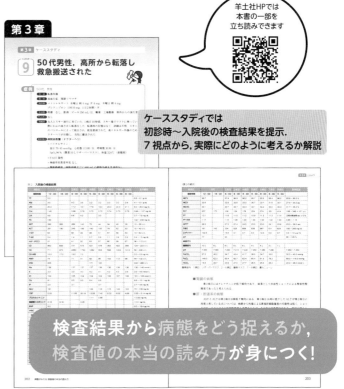

第3章

羊土社HPでは
本書の一部を
立ち読みできます

ケーススタディでは
初診時～入院後の検査結果を提示．
7視点から，実際にどのように考えるか解説

検査結果から病態をどう捉えるか，
検査値の本当の読み方が身につく！

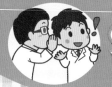

第88回　ケモカインってなんだろう？

木村　聡

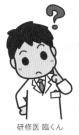

研修医 臨くん

先生！ アトピー性皮膚炎の患者さんで「タルク？」っていう検査をするように言われたんですけど．

TARC〔別名：CC chemokine ligand (CCL) 17〕のことだね．TARCはケモカインといわれる低分子タンパク質なんだけど，その理解のためにはサイトカインのことを知らないといけないね．サイトカインは細胞間の相互作用を仲介する生理活性物質であり，炎症に関係するものが有名だよ．最近ではCOVID-19に関連して，サイトカインの放出が嵐のように起こるサイトカインストームという言葉が話題になったね．ケモカインはそんなサイトカインの一群で，白血球などを血管内から組織中に遊走させる能力があるものをさすんだ．

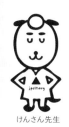

けんさん先生

サイトカインの種類の1つにケモカインがあり，TARCもアトピー性皮膚炎のときに何か血球を遊走させる物質なんですね…

解 説

● まずはサイトカインのおさらい

○サイトカインの分類

サイトカインはその機能により，インターロイキン，造血因子，インターフェロン（IFN類），細胞増殖因子，腫瘍壊死因子（TNF類），ケモカインなどに分類することができるよ（図1）．

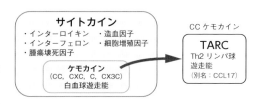

図1 サイトカインとケモカイン，TARCの関係

・インターロイキン…細胞に存在するインターロイキンの受容体と結合し，主に免疫系の機能を調整する

・造血因子…血液細胞，免疫細胞の増殖と分化を促す

・インターフェロン…抗ウイルス作用と免疫細胞を活性化する作用をもつ

・細胞増殖因子…さまざまな細胞で産生され，細胞の増殖と分化に関与する

・腫瘍壊死因子…主に細胞死を誘導する

・ケモカイン…白血球などの細胞の移動にかかわり，共通した特徴的な構造をもつ

ケモカインについて

ケモカインの構造

ケモカインは分子量8,000〜12,000程度のタンパク質からなる．ケモカインの構造には特徴的なシステイン残基がよく保存されており，システイン残基の部位，数，構成によりCC，CXC，C，CX3Cケモカインの4つのサブグループに分類されるんだ（図2）．ケモカインは現在までに50種類以上同定されているけど，TARCはCCケモカインの構造をもち，CCL17とも呼ばれているよ．

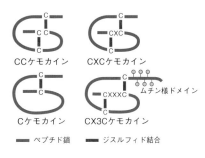

図2 ケモカインの構造

ケモカイン受容体

すべてのケモカインは7回膜貫通型受容体を活性化して作用するんだけど，ヒトゲノム計画を通じて現在までに19種類の受容体が同定されているよ．ケモカインはしばしば1個以上の受容体に結合し，また受容体も複数のケモカインと結合することができるんだ．この交雑性がケモカインの特徴でもあり，機能の多様性につながっているんだね．TARCはCC chemokine receptor（CCR）4を受容体にするけど，CCR4はMDC（別名CCL22）という別のケモカインの受容体にもなっているよ．

アトピー性皮膚炎とのかかわり

アトピー性皮膚炎とTARC

TARCはTh2ケモカインの一種でTh2リンパ球のCCR4と結合し，Th2リンパ球を組織中に遊走させる．アトピー性皮膚炎では血管内皮，ランゲルハンス細胞やT細胞がTARCを産生し血中濃度が上昇しており，Th2リンパ球が皮膚に集まってくる．Th2リンパ球はIL-4, IL-13, IL-31を産生し，掻痒感を増強する．掻痒感による皮膚の掻破はランゲルハンス細胞を刺激し，TARCのさらなる増加やTh2型の免疫応答を増強するというサイクルにかかわるんだ（図3）．

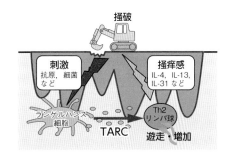

図3 アトピー性皮膚炎における TARC の作用と増加のサイクル

アトピー性皮膚炎におけるTARC測定意義

・血清TARC値は短期的かつ鋭敏にアトピー性皮膚炎の情勢を反映し，その変化の幅が大きいため，医師にも患者にも増減がわかりやすい
・ほかのマーカーが変動しない症例においても病勢を反映することがあり，汎用性が高い
・治療により病状が改善するとTARC値が低下するが，比較的すみやかに低下してわかりやすい

などが報告されているよ．

TARC利用の注意点

年齢ごとに基準値が異なるんだ．

・小児：6カ月〜12カ月 1,367 pg/mL 未満，1歳〜2歳 998 pg/mL 未満
・2歳以上 743 pg/mL 未満
・成人：450 pg/mL 未満

○アトピー性皮膚炎の分子標的薬

・抗IL-4受容体抗体：IL-4の下流で起こる掻痒感の改善に寄与し，同時にIL-13のシグナル伝達も制御できる
・JAK阻害薬：JAK（ヤヌスキナーゼ）経路はTh2型炎症反応，好酸球活性，制御性T細胞，皮膚バリア機能にかかわるとされ，それらを制御することでアトピー性皮膚炎の改善が期待できる

○ケモカインの複雑性

　今から二十数年前に動脈硬化病変の治療標的としてMCP-1（CCL2）というケモカインが大変脚光を浴びた時期があったんだ．しかしながら，動物実験ほど人では有効性を示せなかったみたいだね．マウスなどの，人と比べ短命で脂質代謝が異なる動物では動脈硬化は自然発生しないし，ケモカインは種で異なるものもある．さらにケモカインやその受容体には先にも述べたように交雑性があることが理由と考えられるね．

　以上のようなこともあり，**TARCの受容体はCCR4だけど，その作用は多岐にわたっているため，CCR4受容体抗体薬では逆にアトピー性皮膚炎が増悪する可能性も指摘されているんだ．**

● まとめ

　アトピー性皮膚炎にはさまざまな検査が用いられるけど，その特性をしっかり理解しておくことが疾患の理解や治療につながるよ！

今後もケモカインおよびその受容体や反応経路は，アトピー性皮膚炎に限らずさまざまな疾患のバイオマーカーや治療薬に応用される可能性があるよ．基本的な作用や分類はしっかり押さえておこう！

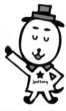

参考文献

1）アトピー性皮膚炎診療ガイドライン作成委員会：アトピー性皮膚炎診療ガイドライン2021．日本皮膚科学会雑誌：131，2691-2777，2021
　https://www.dermatol.or.jp/uploads/uploads/files/guideline/ADGL2021.pdf
2）常深祐一郎：アトピー性皮膚炎診療における血清TARC値の活用．日本皮膚アレルギー・接触皮膚炎学会雑誌，11：220-226，2017
3）室田浩之：アトピー性皮膚炎：痒みの病態理解と分子標的治療の進歩．アレルギー，68：815-822，2019
4）義江 修：ケモカイン-その多様性と生物学的機能．化学と生物，38：645-652，2000
5）Castan L, et al：Chemokine receptors in allergic diseases. Allergy, 72：682-690, 2017（PMID：27864967）

※日本臨床検査医学会では，新専門医制度における基本領域の1つである臨床検査専門医受験に関する相談を受け付けています．専攻医（後期研修医）としてのプログラム制はもちろん，一定の条件を満たすことができれば，非常勤医師や研究生としてカリキュラム制でも専門医受験資格を得ることが可能です．専攻した場合のキャリアプランならびに研修可能な施設について等，ご相談は以下の相談窓口までお気軽にどうぞ！！
日本臨床検査医学会 専門医相談・サポートセンター E-mail：support@jslm.org

※連載へのご意見，ご感想がございましたら，ぜひお寄せください！また，「普段検査でこんなことに困っている」「このコーナーでこんなことが読みたい」などのご要望も，お聞かせいただけましたら幸いです．rnote@yodosha.co.jp

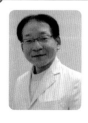

今月のけんさん先生は…
北九州市立八幡病院 臨床検査科の木村 聡でした！
臨床検査専門医は専門医機構の基本領域のなかで最も人数が少ない専門医です．臨床検査に興味がある方は，ぜひ検査部を覗いて臨床検査専門医の仕事を体験してみてくださいね．

チャートで迷わず動ける！

佐藤佳澄
（秋田大学大学院医学系研究科 救急・集中治療医学講座）

救急診療 ▶ ファーストアプローチ

救急外来の初期対応における TODO と，重症患者診療の全体像を図で解説．今日の現場から自信を持って対応するためのポイントをギュッとまとめました．

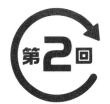

第2回 呼吸不全の患者が運ばれてくる！

今回は呼吸不全の初期診療を学びます！

　皆さん，こんにちは．秋田大学大学院医学系研究科 救急・集中治療医学講座の佐藤佳澄です．本連載では，「救急外来を図解する」をテーマに，救急隊の患者受入れ要請〜救急外来での初動を，症候や疾患ごとに図解から学んでいきます．重症患者診療の全体像と TODO がイメージでき，「上級医についていける」「とりあえず動ける」ようになることが目標です．この図解が救急外来で困ったときに助けてくれるカンペになってくれるはずです．

　前回（2024年6月号）のショックに続いて，今回は呼吸不全がテーマです．低酸素血症がある，あるいは「息苦しい」など呼吸の異常を思わせる症状を呈する患者が救急搬送されてきたというシチュエーションです．それでは一緒に勉強していきましょう！

診療では "型" を大切に

　救急外来に限らない，基本的な患者診療の型は，① 病歴を聴取する，② 理学所見をとる，③ 鑑別診断を考える，④ 鑑別診断に沿って検査をオーダーする，⑤ 検査結果から確定（暫定）診断／追加検査を行う，⑥ 治療をする，の6つです．救急外来の症例は，緊急度が高く，時間的制約もあり，マルチタスクが求められるという特殊性から，詳しい診察の前に検査や治療が行われることが，よくあります．しかし基本的な型は①〜⑥の順であることを忘れず，ウォークイン患者など緊急度が高くない患者を診察する場合は，可能な限りこの順番を守って診察する習慣をつけましょう．患者をきちんと診察せず，ひと通り検査をオーダーすることが癖になってしまうと，検査結果の外にある所見に気づかずに診断エラーを起こしてしまいます．初期研修を終え時間が経過し，型を崩して臨機応変に診察できるようになった今でも，身体診察が後回しになってしまうと「まだ患者の身体に触っていないな…」と気持ちが悪くなります．診察の順番が習慣化している証拠ですね．

呼吸不全・呼吸不全疑い患者の受入要請あり！

✓TODO オーダー：□ 動脈血液ガス □ 血液検査 □ 胸部 X 線（ポータブル）□ 心電図 □ 細胞外液輸液
□ カルテから既往症や併存疾患を確認：過去の検査データ（X 線，血液検査，心エコー検査）まで
目を通せると◎

思考 ありえそうな呼吸不全の原因について，救急隊からの事前情報やカルテ情報からあたりをつける
心不全，慢性閉塞性肺疾患（COPD），喘息，肺炎，肺血栓塞栓症（PE）が鑑別にあがることが多い

5〜15 min

✓TODO □ スタッフと打ち合わせして到着を待つ
例）「これから呼吸困難を訴える患者さんがきます．救急隊の測定では SpO2 88％と低下しており酸素投与をしてくるそうです．到着したら，まずはバイタルサインズを測定してください．その次にルート確保と血液ガス採取を分担・並行して行いましょう．そして身体診察をしながら X 線を待ちます．エコーをベッドサイドに準備してください」

🚑 **救急車到着**

① バイタルサイン測定，心電図・SpO2 モニタ装着

✓TODO □ 脈拍数 □ 血圧 □ 呼吸数 □ SpO2 □ 体温 □ GCS/JCS

2min **思考** 酸素投与を必要とするか？呼吸数チェックを忘れてはいないか？酸素投与が過剰になっていないか？

→ **✓TODO** □ SpO2 92〜96％ を目標に酸素投与（COPD を疑う場合は 88〜92％）

② 理学所見のチェック

✓TODO □ 理学所見のチェック ✚ □ ルート確保 □ 動脈血液ガス □ 血液検査 □ ポータブル X 線や心電図の依頼

思考 まず第一に気道緊急の可能性はないか？気道の異常を否定したのちに，呼吸の評価にうつる
ただちに気管挿管を要するような呼吸の異常をチェック

⚠ **危険な理学所見を手早くチェック** ⚠

✓TODO □ 発声困難か確認 □ 上気道の聴診で Stridor を聴取するか確認
→ 発声困難，Stridor 聴取の場合，上気道閉塞の可能性があるためただちに介入！
（吸引，気道確保，異物除去など）

✓TODO □ 以下の所見がある場合も，ただちに気管挿管を要する可能性があるため，早期に確認 !!
意識障害（例：GCS<9，JCS>30），徐呼吸，呼吸努力の低下，奇異呼吸，下顎呼吸

重症の呼吸不全の可能性がある所見をチェック

2〜4 min

✓TODO □ 頻 呼 吸：呼吸数 20 回 / 分以上は要注意
□ 会話困難：息切れのため長い文章を話せず，短文や単語でのコミュニケーションになる場合
□ 努力呼吸：呼吸補助筋の利用（胸鎖乳突筋，斜角筋に注目），胸骨上窩や肋間陥凹をチェック

呼吸不全を鑑別するための所見をチェック

理学所見は
①見る → ②聞く → ③触れる
👁 視診 👂 聴診 ✋ 触診
の順番で

✓TODO
頸静脈怒張
胸郭の形状，
胸郭挙上の左右差
皮下気腫（胸部）
下腿浮腫

呼吸音：左右差（例：気胸），
Fine crackle（湿性ラ音・例：肺炎，心不全），
Coarse crackle（捻髪音・例：間質性肺炎），
Wheeze（例：喘息，COPD，心不全）
皮下気腫（頸部）
心音：速さ，リズム（整・不整），心雑音，
過剰心音（Ⅲ音，Ⅳ音，Gallop rhythm）
ばち指

③ 動脈血液ガス分析の評価

✓TODO □ 動脈血液ガス分析の評価

思考 呼吸不全かどうか？呼吸不全なら I 型か II 型か？II 型呼吸不全は慢性か？
酸素投与をしている場合は，投与量不足 / 過剰はないか？陽圧換気は必要か？

1〜2 min

PaO_2
├─ 60 Torr 未満 → 呼吸不全 → $PaCO_2$ ├─ 45 Torr 未満 → I 型呼吸不全
│   └─ 45 Torr 以上 → II 型呼吸不全　COPD，喘息（重度），末期間質性肺疾患，中枢性低換気（神経筋疾患や薬剤）
└─ 60 Torr 以上 → $A\text{-}aDO_2$ 開大 → 低酸素血症がなくても病態が隠れている可能性を念頭におこう

※$A\text{-}aDO_2 = 150 - PaO_2 - PaCO_2/0.8$（非酸素投与下）

※HCO_3^- が高度に上昇している場合は，慢性に呼吸性アシドーシスの背景がある可能性が高い

図 ● 呼吸不全のチャート[1]

(4) SAMPLE 聴取（安定している患者） ☑TODO

2〜3 min

S：主訴，**A**：アレルギー歴，**M**：薬歴，**P**：既往症，**L**：最終飲食，**E**：症状経過
※患者が不安定な場合は後回しにしたり，家族から聴取したりに変更

(5) 生理学的徴候の安定化（不安定な患者） ☑TODO

10〜15 min

1. 気道の異常が解除できない
2. 酸素投与を行ってもPaO_2が 60 Torr 未満
3. 有症候性の急性呼吸性アシドーシス
4. 意識障害，徐呼吸，奇異呼吸，呼吸促迫・下顎呼吸

以上のような所見が続き，改善しない場合，非侵襲的陽圧換気（NPPV）の装着や，気管挿管の上で人工呼吸器の装着を行い，生理学的徴候の安定化を図ってから精査に進む

(6) 📶 ポイントオブケア超音波（POCUS）：BLUE Protocol ＋α ☑TODO

3〜5 min

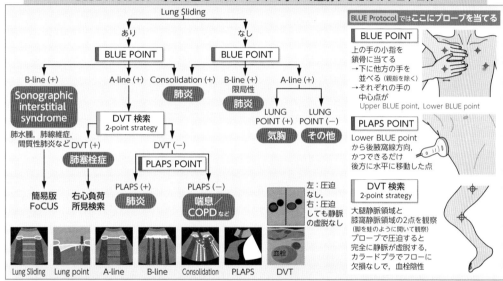

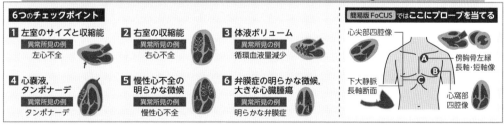

(7) 治療介入（④を参照） ☑TODO

ここまでで，病歴，身体診察，動脈血液ガス，胸部 X 線写真，心電図，POCUS の情報がそろっているはずである．それをふまえて，このあとの方針を検討．以降は，重症度，病因・病態にあわせて動きが変化する

たとえば…

● 既に提出された検査結果を待つ
● 確定診断のための追加検査をオーダー　例：肺塞栓疑いに対する造影 CT 検査，肺炎疑いに対する喀痰培養
● 状態安定化のため更なる治療を行う　例：心不全を疑えば利尿薬，喘息に対する気管支拡張薬，気胸に対する胸腔ドレナージ
● 入院する（あるいは専門機関へ転院搬送）

研修医の到達目標

Lv1	▶▶▶ 上級医が行っている診療の流れが理解できる
Lv2	▶▶▶ 病歴，身体診察，超音波検査などを通じて呼吸不全の原因にアプローチできる
Lv3	▶▶▶ 上級医に，治療介入の提案をしディスカッションできる

▪ 症例 ▪

上 級 医：「○○救急隊から患者が搬送されて来ます．80歳の女性，就寝中に胸が苦しくなって覚醒，家族に助けを求めて救急要請となりました．JCS 10，血圧 175/90 mmHg，脈拍数 110回/分，呼吸数 32回/分，SpO_2 80％，体温37.2℃．リザーバーマスクで酸素投与をして来ます．当院に糖尿病でかかりつけの方です．10分後に到着します」

研修医A：「(SpO_2が低い…呼吸の異常…肺炎とかかな…？）わかりました！」

患者が到着する前に

呼吸不全および呼吸不全疑いの患者の受入れ要請があったら，TODOとしては血液検査やX線検査などのオーダーです．本症例のようなSpO_2が低く，呼吸数が早い患者には，迅速な治療介入が必要となることが多いです．すみやかに診療を進行させる目的で，「診療の型」を崩して，患者の診察よりも検査オーダーを先行させることは許容されるでしょう．

同時に，カルテデータから患者の既往症や併存症，治療中の病気の病勢，直近の検査データなどに目を通していきます．本患者は，糖尿病の治療中ということで血管リスクがありそうですね．心血管疾患や慢性腎臓病の合併はないかどうかをチェックしてみましょう．その他にも，悪性腫瘍の併存や，内服歴，喫煙歴について確認するとよいですね．これは患者背景によって，呼吸不全の原因の頻度が変化するためです．思い浮かべる鑑別疾患の筆頭は，**うっ血性心不全，慢性閉塞性肺疾患**（chronic obstructive pulmonary disease：COPD）**の急性増悪，気管支喘息，急性肺炎**です．頻度は高くないものの見逃したくない急性疾患としては肺血栓塞栓症（pulmonary embolism：PE），気胸があります[2]．

次に，担当スタッフと患者到着後のそれぞれの動き方を確認します（ブリーフィング）．呼吸不全の程度によっては搬送中に「待ったなし」な状況になっていることもあるため，ブリーフィングが特に重要です．予定している診療の流れを共有するだけでなく，**こうなったら治療方針を変える**という見通しも伝えておけるとワンランク上のブリーフィングです．例えば，「高濃度酸素投与にもかかわらずSpO_2低値が遷延していたら，静脈路確保後に気管挿管に移行する」「診療中にCOPDの急性増悪が疑わしいと思った段階で，可能な限り非侵襲的陽圧換気（NPPV）を装着したい」などですね．

患者が到着！

1）まずは緊急度の高い所見の拾い上げ→介入

まずバイタルサインズをすべて把握します．測定ではなく，把握です．オーダリングや動脈血液ガス採取でバタバタしていて，測定されたバイタルサインズをちゃんと見ていなかった…なんてことがないようにしましょう．読者の皆さんは「そんなことあるの？」と思ったことでしょう．これが稀ならずあるんです．緊張した現場では，少しでも可能性のある悲しい事態はなんでも起こりえます．**本当に大切な事項は，当たり前のことでも意識してチェックする**．そ

れが無意識下でも重要なポイントを外さなくなるための近道です．

SpO2の目標は92〜96％です（COPDを疑う場合は88〜92％）[3]．低酸素血症を回避すると同時に高濃度酸素の弊害を避けるため，さらにモニタリングによって患者の状態改善や増悪を早期に認知するために，SpO2は高くしすぎないようにしましょう．

呼吸に異常がある患者の身体診察は，緊急度の高い所見を探すところからはじまります．気道の異常は，あっという間に心停止を引き起こすことがあるので，まずは気道の異常が隠れていないかを探しましょう．発声困難，吸気性Stridor，流涎などが気道の異常を示唆します．

気道の異常があった場合は直ちに吸引，気道確保，異物除去などの介入が必要となります．

気道の異常が否定されたら，次は，直ちに気管挿管を必要とする所見がないかのチェックです．高度な意識障害がある場合，舌根沈下や嚥下障害を引き起こすため，気道確保が検討されます．注意を払うべき意識レベルの目安はGlasgow Coma Scale（GCS）＜9ですが，意識障害の原因や臨床状況によって変動します[4]．なお，GCS＜9はJapan Coma Scale（JCS）では＞30に相当します[5]．さらに呼吸努力はあるものの不十分な場合（胸郭が挙上していない，除呼吸，下顎呼吸），奇異呼吸（吸気時に胸郭が内側に動く，胸腹部の動きの非同調）の場合も気管挿管を検討します．

その次に重症の呼吸不全の可能性がある所見を見つけにいきます．まずは呼吸数，呼吸様式をチェックします．呼吸数は20回/分以上で異常値です．呼吸様式は，呼吸補助筋の利用に着目します．アプローチしやすいのは胸鎖乳突筋や斜角筋の運動と，胸骨上窩や肋間の陥凹です．視診による呼吸状態の観察は容易ではないので[6, 7]，あえて意識的に行っていく必要があります．さらに息が切れて単語や短文でしか会話できないことも，注目すべき症状の1つです．ここまでで迅速に緊急度の高い所見を拾い上げられたと思いますので，上級医に所見を報告し，介入の必要性を議論します．そして，その次は鑑別診断に役立つ理学所見の診察にうつります．視診，聴診，触診の順番で改めて行い，呼吸不全の原因を追求するのです．皆さんは初期研修医のスタートラインに立つときに，診断仮説に基づいた集約的な身体診察を習得していることが求められ，訓練してきました[8]．しかし重症患者診療では，さらに時間軸を意識する必要があるから難しいのですね．急ぐことと，原因を考えることの二軸で思考を進めることは難しいですが，救急外来の醍醐味でもあります．

Column

筆者は専攻医のころ，息苦しいという主訴で救急搬送された，肥満の高齢患者で肝を冷やしたことがあります．SpO2低下を呈し，胸部X線検査で右下肺野に陰影があったことから肺炎を疑って胸部CTを撮影しました．たしかに肺に所見はあったのですが，それだけでなく深頸部膿瘍によって気道が高度に圧排されている所見が見切れて映っていました．肺の陰影は肺炎像ではなく，無気肺でした．肥満患者で頸部が腫脹していることがわかりづらかったのですね．たしかに思い返せば声が非常に小さかったのですが，呼吸の異常だと思い込んでいたこともあり「活気がないんだな」と評価していました．冷や汗をかきながら救急室に戻り，すぐに細径の気管挿管チューブで気道確保して，ことなきを得ました．皆さんも呼吸の異常だと思っても，気道緊急の可能性をぜひ念頭に置いて診察をしてください．

2) 動脈血液ガス

　身体所見を一通りとり終わると，そろそろ動脈血液ガスの結果が戻ってくるころです．呼吸不全のタイプ診断（Ⅰ型，Ⅱ型）を行い，Ⅱ型呼吸不全であれば慢性変化かどうかを判断します．酸素投与をしている場合は酸素投与量の不足・過剰を評価し，酸素投与量を調節します．PaO_2の目標は$60 \sim 100$ Torrです．またⅡ型呼吸不全によるアシドーシスを生じている場合は，陽圧換気の導入が必要かもしれません．なお，呼吸症状を訴えていても酸素投与なしでPaO_2 60 Torrが保たれている場合は呼吸不全に該当しませんが，呼吸不全の定義を満たさなければ病的変化は否定できるというわけではありません．肺胞気動脈血酸素分圧較差（A-aDO2）を計算して病的変化を評価しましょう．非酸素投与下で**$A\text{-}aDO_2 = 150 - PaO_2 - PaCO_2/0.8$**です．正常値$< 2.5 + 0.21 \times$年齢で，ざっくり言うと30歳代なら10付近，80歳代なら20付近にカットオフがあります．呼吸ドライブが刺激されて$PaCO_2$が低値になると，低酸素血症がマスクされうるのでA-aDO2の概念は知っておくべきです．A-aDO2開大は拡散障害，換気血流不均衡，シャントによる呼吸障害を反映します．

　専攻医のころ，低酸素血症のない中年患者の肺血栓塞栓症を診断していた先輩に「どうやって疑ったんですか？」と聞いたら，「症状のオンセットが急なのが気になって血ガスをとったら，A-aDO2が開大していたからね」という回答が返ってきてシビれたことを今でも覚えています．

3) 状態安定化後，エコーでさらなる鑑別診断を

　ここまでで得られる所見から，ある程度は呼吸不全の緊急度，重症度，原因が評価できているはずです．気道緊急など，緊急度が非常に高い場合はすでに介入がなされていることでしょう．この段階で生理学的徴候が不安定であれば，改めて介入を検討します．例えば，① 気道の異常が解除されていない，② 高濃度酸素投与を行っても低酸素血症が持続している，③ 急性呼吸性アシドーシスが有症候で換気が不十分である，④ 意識障害が遷延している，⑤ 不十分な呼吸努力（除呼吸，胸郭挙上不良，下顎呼吸），呼吸促迫，奇異呼吸，といった呼吸様式の異常などがあれば介入を急ぎます．呼吸療法の選択肢には，気管挿管後の人工呼吸器装着，NPPV装着，高流量酸素療法（いわゆるハイフロー）がありますので，上級医と一緒に方針を考えてみましょう．

❶ BLUE Protocol

　状態安定後，X線検査や血液検査の結果が出るまでの間に，超音波検査にチャレンジしてみましょう．今回は**Bedside lung ultrasonography in emergency（BLUE）Protocol**を紹介します[9]．もともとは集中治療室における呼吸不全の診断ツールでしたが，救急外来でも用いられています[2]．まずBLUE Protocolでは，エコープローブを当てる場所が片肺あたり3カ所あります[10]．患者の胸部に並べた手の中央をUpper BLUE pointとLower BLUE pointと呼び，Lower BLUE pointから後腋窩線方向，かつできるだけ後方に水平移動した点をPLAPS pointと呼びます．BLUE Protocolでは，① Lung Sliding，② Lung point，③ A-line，④ B-line，⑤ PLAPS point，⑥ Deep vein thrombosis（DVT：深部静脈血栓症）を観察します[11, 12]．

　① まずLung Slidingでは，Upper BLUE pointで呼吸に伴う胸膜の動きを確認します．Lung

Slidingの存在は正常で気胸を否定しますが，消失している場合は気胸，無気肺，重度の肺炎，胸膜癒着などの可能性があります．② Lung pointは，Lung Slidingが存在する部分と消失している部分の境界を示し，気胸の存在を示唆します．③ A-lineは，Upper/Lower BLUE pointで認められる複数の高エコーな水平線で，空気によるアーチファクトであり正常所見です．肺の含気が悪い病態ではA-lineが見えづらくなります．例えば肺水腫ではA-lineは消失し，B-lineが観察されますが，PEや気管支喘息ではA-lineは維持されます．④ B-lineもUpper/Lower BLUE pointを観察します．含気のある肺胞と液体を含む組織の隣接により生じ，間質性病変を示唆します．1肋間に2本以上のB-line（Lung rocket）を認めるときにはSonographic interstitial syndromeが示唆され，心不全，非心原性肺水腫，間質性肺炎などが原因となります．B-lineの数が多いほど重症で，その存在は気胸の可能性を低下させます．

⑤ PLAPS（posterolateral alveolar or pleural syndrome）pointでは，横隔膜直上付近の胸腔内を観察し，胸水とConsolidationの有無を確認します．Consolidationは，肺組織の含気不良による高エコーかつ不規則な組織で，肺炎，無気肺，腫瘍，肺出血でも認められます．⑥ そして肺エコーが正常でも呼吸不全がある場合，PEの可能性が高まります．BLUE ProtocolではPEの傍証として下肢DVTを検索します．2-point strategyでは総大腿静脈と膝窩静脈の血栓を検索しますが，臨床的に問題となる近位部のDVTの6.3％は2-point strategyの観察外にあると報告されており[13]，一定の見逃しがあることに注意が必要です．血栓が高エコーに描出されることもありますし，血栓検出の参考所見として静脈が圧迫で虚脱しない（Compression法），ドプラーでの血流が欠損するという点にも注目です．筆者はPLAPS pointはコンベックスプローベ，その他はリニアプローベで観察しています．

❷ 簡易版FoCUS

さらにSonographic interstitial syndromeが示唆されたとき，PEを疑ったときに追加所見をとってはいかがでしょうか？ Sonographic interstitial syndromeの救急外来における一般的な原因は心原性肺水腫です．FoCUS（Focused cardiac ultrasound）はベッドサイドでの迅速で定性的な心臓超音波検査の1つです[14, 15]．FoCUSを一部抜粋し簡易版FoCUSをご紹介しますので，Sonographic interstitial syndromeの原因やPEによる右心負荷所見の検索にチャレンジしてみましょう．

ここまでが内因性疾患による呼吸不全患者診療の初動でした．ここからは原因疾患や，初期治療に反応し状態が安定化しているかどうかによって動きが変わってきます．一般的には，だんだん血液検査が明らかになりオーダーした検査の情報が出揃ってきますので，それを参考にしつつ，次の一手（追加の検査や治療，dispositionの決定）を考えていきます．初期研修医の到達目標は，呼吸不全の原因を鑑別し，上級医と治療方針，特に呼吸療法の選択についてディスカッションできるようになることです．

▪ 症例のその後 ▪

　研修医Aは，患者が到着する前に血液検査，動脈血液ガス分析検査，心電図検査，胸部X線検査をオーダーしました．直近のカルテを読んだところ，糖尿病のほか高血圧と脂質異常症の治療中であることがわかりました．診療を一緒に担当する看護師2名と一緒にブリーフィングを行い，現状の情報提供と診療の流れを確認したうえで，呼吸状態が悪ければ，すぐにNPPV装着や気管挿管の可能性もあることを共有しました．

　患者が到着しました．脈拍数115回/分，血圧180/95 mmHg，呼吸数36回/分，SpO2 92%（リザーバーマスク 酸素10 L/分），体温37.3℃と，呼吸促迫と血圧上昇を認めました．会話可能で，頸部聴診より吸気時のStridorは認めないことから気道は開通していると評価しました．血液ガスを採取しながら呼吸状態を観察していると，呼吸のたびに胸鎖乳突筋と斜角筋が浮き上がり，肋間は陥没し，著明な努力呼吸を認めました．

　研修医Aは「SpO2の目標はギリギリ達成しているが，呼吸努力が強いため，陽圧換気の適応かも」と考え，呼吸状態が悪いためさらなる介入が必要ではないかと上級医に提案しました．上級医は「たしかに早く治療を加えた方がよさそうだね．でも呼吸不全の原因はなんだろう？」と答えました．身体診察を加えたところ，両肺のCoarse crackleと，過剰心音を認めたため，研修医Aは「第一に考えられるのはうっ血性心不全で，肺炎などの可能性もある」と評価し，まずNPPVを装着して精査を進めることになりました．

　動脈血液ガス分析では，酸素投与下でpH 7.38，PaO2 65 Torr，PaCO2 44 Torr，HCO3⁻ 24 mEq/LとⅠ型呼吸不全を認めました．SAMPLE聴取はできそうになかったので，後ほど家族から聴取することにして，超音波検査をすることにしました．BLUE Protocolに沿って検査を進めると，Lung Slidingあり，B-line多数ありでSonographic interstial syndromeであることがわかりました．さらなる原因精査のために上級医とともに簡易版FoCUSを試みたところ，左室の収縮能が低下していることがわかりました．

　上級医は「見立て通り，うっ血性心不全が疑わしそうだね．胸部X線がそろそろ来るから，所見に矛盾がなければ，クリニカルシナリオ1の心不全として追加治療をしていこう」と話し，硝酸薬をオーダーし，循環器内科にコンサルトすることになりました．

　「チャートで迷わず動ける！ 救急診療 ファーストアプローチ」の第2回，いかがでしたでしょうか．そろそろ救急外来での診療が本格化してきて大変な頃だろうと思いますが，この図解が当直の夜を乗り切るための一助になれば幸いです．次回は，意識障害の初期診療に関するアプローチを学んでいきます．

◆ 文 献

1）EM Alliance：EMA症例142：2月症例解説. 2023
　　https://www.emalliance.org/education/case/kaisetsu142
2）Bekgoz B, et al：BLUE protocol ultrasonography in Emergency Department patients presenting with acute dyspnea. Am J Emerg Med, 37：2020-2027, 2019（PMID：30819579）

3）Beasley R, et al：Thoracic Society of Australia and New Zealand oxygen guidelines for acute oxygen use in adults：'Swimming between the flags'. Respirology, 20：1182-1191, 2015（PMID：26486092）

4）Freund Y, et al：Effect of Noninvasive Airway Management of Comatose Patients With Acute Poisoning：A Randomized Clinical Trial. JAMA, 330：2267-2274, 2023（PMID：38019968）

5）Nakajima M, et al：Development and Validation of a Novel Method for Converting the Japan Coma Scale to Glasgow Coma Scale. J Epidemiol, 33：531-535, 2023（PMID：35851565）

6）Ruppert M, et al：Checking for breathing：evaluation of the diagnostic capability of emergency medical services personnel, physicians, medical students, and medical laypersons. Ann Emerg Med, 34：720-729, 1999（PMID：10577401）

7）Vargo JJ, et al：Automated graphic assessment of respiratory activity is superior to pulse oximetry and visual assessment for the detection of early respiratory depression during therapeutic upper endoscopy. Gastrointest Endosc, 55：826-831, 2002（PMID：12024135）

8）公益社団法人医療系大学間共用試験実施評価機構医学系OSCE推進会議・医学系OSCE実施管理委員会医学系OSCE学修評価項目改訂委員会：臨床研修開始時に必要とされる技能と態度に関する学修・評価項目（第1.3版）. 2022
https://www.cato.or.jp/pdf/kenshu_13.pdf

9）Lichtenstein DA & Mezière GA：Relevance of lung ultrasound in the diagnosis of acute respiratory failure：the BLUE protocol. Chest, 134：117-125, 2008（PMID：18403664）

10）Lichtenstein DA & Mezière GA：The BLUE-points：three standardized points used in the BLUE-protocol for ultrasound assessment of the lung in acute respiratory failure. Critical Ultrasound Journal, 3：109-110, 2011

11）Hendin A, et al：Better With Ultrasound：Thoracic Ultrasound. Chest, 158：2082-2089, 2020（PMID：32422131）

12）Varrias D, et al：The Use of Point-of-Care Ultrasound（POCUS）in the Diagnosis of Deep Vein Thrombosis. J Clin Med, 10：3903, 2021（PMID：34501350）

13）Adhikari S, et al：Isolated Deep Venous Thrombosis：Implications for 2-Point Compression Ultrasonography of the Lower Extremity. Ann Emerg Med, 66：262-266, 2015（PMID：25465473）

14）Via G, et al：International evidence-based recommendations for focused cardiac ultrasound. J Am Soc Echocardiogr, 27：683.e1-683.e33, 2014（PMID：24951446）

15）WINFOCUS：WINFOCUS' FOCUSED CARDIAC ULTRASOUND（WBE）, 2016

佐藤佳澄（Kasumi Satoh）
秋田大学大学院医学系研究科 救急・集中治療医学講座
○略歴：2022年 秋田大学大学院医学系研究科 博士課程 卒業
2023年 第50回 日本集中治療医学会学術集会 若手教育講演賞 受賞
○興味がある事柄：血栓性微小血管障害症，Case reportの執筆・指導，クラフトビール

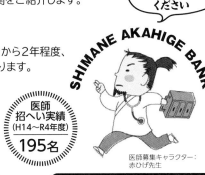
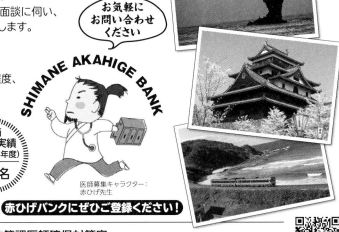
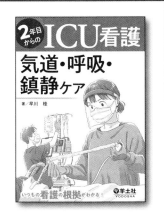

第2回

軽症〜中等症気管支喘息の治療
〜抗炎症性リリーバーの頓用療法〜

鈴木智晴

浦添総合病院 病院総合内科／質の高い病棟診療ワーキンググループ（日本病院総合診療医学会）

本連載では，臨床現場ではまだ十分に実施されていないものの，今後の常識となりうる「診療を変えるエビデンス（Practice-Changing Evidence）」を紹介します．今の診療を見直して，より良い病棟診療を目指しましょう．

Point

● 気管支喘息の患者では，SABA の使用量が多いほど重症増悪が多い

● 軽症〜中等症の気管支喘息患者では，SABA の頓用よりも ICS-LABA の頓用で重症の気管支喘息増悪が減る

はじめに

　気管支喘息の増悪は救急外来でよく診ます．何度も増悪して入院する方も多く，再入院を減らすことができる治療を入院中または退院時に導入できることが病棟医に求められます．気管支喘息の吸入薬はコントローラー（長期管理薬）とリリーバー（発作緩和薬）に分かれます．コントローラーは病状の安定化と増悪リスク低減を目的とし，リリーバーは症状の寛解，抗原曝露前・運動前の症状悪化の抑制を目的とします[1]．

　従来，主なリリーバーとして短時間作用型β_2刺激薬（short-acting beta-2 agonist：SABA）が使用されていましたが，過度な使用が気管支喘息増悪を増やすことが知られており，用法用量を遵守できない患者では危険でした．そこで水溶性で即効性のある吸入型長時間作用型β_2刺激薬（long-acting beta-2 agonist：LABA）であるホルモテロール（formoterol：F）と，吸入グルココルチコイド（inhaled corticosteroids：ICS）の合剤（ICS-F）がコントローラーだけではなく，リリーバーとしても使われるようになりました（maintenance-and-reliever therapy：MART）．頓用の気管支拡張薬に ICS を併用する抗炎症性リリーバー（anti-inflammatory reliever：AIR）という考え方が，2019年から国際的な気管支喘息のガイドラインである GINA（global initiative for asthma）に採用されています．また 2022年から 2023年の GINA の変更点として，Track 2 の as-needed（頓用）治療として SABA に加えて AIR も導入されたことも注目に値します（図中段）[1]．今回は，ICS-LABA が AIR として推奨されるようになった背景についての論文と，軽症間欠型および軽症持続型の気管支喘息での as-needed 治療についての論文を紹介します．

症例

　19歳男性．アトピー性皮膚炎と気管支喘息の既往あり．気管支喘息の増悪で過去10年に数回入院していたものの，人工呼吸管理を受けたことはなかった．最終の増悪エピソードは2年前だった．受診前はSTEP1の治療中で，頓用で短時間作用型β2刺激薬（SABA）を使用していた．以前からSABAを使用する頻度が多いと主治医から注意を受けていたが，ウイルス感染を契機とした気管支喘息の増悪で入院した．体温38.4℃，血圧116/68 mmHg，脈拍数102回/分，呼吸数22回/分，SpO2 95％（室内気）．両肺野で呼気終末のpolyphonicな喘鳴を聴取する．入院中は気管挿管や人工呼吸は要さず，酸素投与や全身ステロイド内服およびSABA吸入を行い症状は安定化した．指導医とともに，退院後のマネジメントを考えることとなった．

研修医：入院前はSTEP 1のSABAだけでしたので，STEP 2の治療として定期のステロイド吸入がいいと思います．

指導医：いまは慢性閉塞性肺疾患と同様に，喘息も「増悪」と言いますね…．それはともかく，2023年のGINAガイドラインにはどのように書いてあるでしょうか？

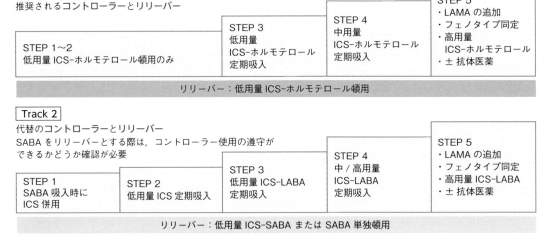

図　■GINA2023に収載されている気管支喘息の治療における推奨
文献1より引用．
ICS：inhaled corticosteroids（吸入グルココルチコイド），SABA：short-acting beta-2 agonist，
LABA：long-acting beta-2 agonist

研修医：あっ．STEP 1 も 2 も，ICS-Fなのですね．でもSABAもある？

指導医：この患者さんは吸入のアドヒアランスも心配ですね．関連する文献を読んでみましょうか．

論文1 SABA の使用量が多いと，重症の気管支喘息増悪も多い！[2]

Bateman ED, et al：Short-acting β2-agonist prescriptions are associated with poor clinical outcomes of asthma：the multi-country, cross-sectional SABINA III study. Eur Respir J, 59：2101402, 2022（PMID：34561293）

● 背景：SABA の過剰な使用は気管支喘息による入院や死亡と関連している

イギリスでの喘息死亡に関する研究では，喘息死の半数近くが，医師によって軽度から中等度と考えられている患者に発生するとしています．その理由としてICSの使用が不十分なことやSABAを不適切に使用していることをあげています．本研究は世界でのSABAの使用状況を記述し，SABAの使用量と重症の気管支喘息増悪の頻度が関連するのかどうかをみた研究です．

● 方法：横断観察研究，Patient-Outcomeデザイン

本研究は世界24カ国で行われた横断観察研究です．対象は12歳以上の気管支喘息の患者です．なお過去12カ月以内の処方の状況や気管支喘息の増悪を知るのが目的のため，過去12カ月以上の通院歴があり，少なくとも3回以上の通院歴がある患者が含まれました．なおSABAを12カ月以内に3本以上処方された場合をSABAの「過剰使用」と定義しています．

本研究は介入や曝露はありません．いわゆるPO（Patient-Outcome）デザインです．横断研究では因果関係の証明ができませんが，研究にかかる労力や費用負担を抑えて，観察した要因のあいだの関連性をみることができます．

● 結果：年に2本以上SABAを消費している患者では重症の気管支喘息増悪も多かった

8,352名の患者が解析対象となり，患者の平均年齢は49.4歳，女性は68％でした．診療している医師の背景も調査されており，プライマリケア医が1,440名を，専門医が6,872名を診ていました（39名が欠測値あり除外されています）．SABAの過剰使用の割合は全体で38％，軽症の患者では48％で，中等症～重症では35.6％でした．なおSABAを処方された本数が多いほど重症の喘息増悪が多いという結果でした．またSABAの処方量が年に3本以上の患者では軽症の喘息患者が占める割合が低下していました．

● 考察と臨床への応用：
気管支喘息の患者では，年に何本SABAを使うのか，また増悪の回数は月に何回なのかについて問診する

　先述したとおり因果関係の証明はできませんが，SABAの使用量と重症の増悪を経験する頻度に相関があることがわかりました．気管支喘息の患者ではSABAを消費する本数や，増悪の頻度について問診しておくことが重症増悪のリスクを推定するヒントになります．また軽症の患者でSABAの消費量が多かったことも問題で，これに替わる治療としてのAIRの有効性が気になります．次に紹介する研究はSABA頓用と，AIRであるICS-LABAの頓用療法を比較したランダム化比較試験（RCT）で，両薬剤による重症増悪の予防効果について因果関係をみています．

論文2 軽症（〜中等症）の気管支喘息患者ではICS-Fによるas-needed治療（頓用）で重症増悪を防ぐ！[3]

Hardy J, et al：Budesonide-formoterol reliever therapy versus maintenance budesonide plus terbutaline reliever therapy in adults with mild to moderate asthma（PRACTICAL）：a 52-week, open-label, multicentre, superiority, randomised controlled trial. Lancet, 394：919-928, 2019（PMID：31451207）

● 背景：SABA頓用とICS-Fを比較した医師主導の研究はなかった

　SABAの使用頻度とBAの重症増悪の回数が相関することがわかりました．SABA頓用とICS-LABAを比較しICS-LABAが重症発作を減少させたという研究はこれまでにもありましたが，解析担当者が製薬企業であり，このことが結果に影響した可能性はぬぐえませんでした．このPRACTICAL（PeRsonalised Asthma Combination Therapy：with Inhaled Corticosteroid And fast-onset Long-acting beta agonist）研究は製薬企業の関与しない，初のRCTです．

● 方法：オープンラベルランダム化比較試験

　本研究はニュージーランドの15施設で行われた多施設共同研究で，オープンラベル（患者も医師も割り付けられた治療内容がわかる）RCTです．18〜75歳の気管支喘息と診断されたことのある患者が対象となりました．介入群はブデソニド-ホルモテロール頓用（ブデソニド200 μg・ホルモテロール6 μg）で，対照群はブデソニド維持療法にテルブタリンを頓用（ブデソニド200 μg1日2回，テルブタリン250 μg頓用）しました．なお，解析担当者は割り付けがわからないよう盲検化されました．主なアウトカムは52週以内の気管支喘息重症増悪の回数です（重症増悪の定義：3日以上の全身ステロイド治療あり，全身ステロイド治療を要する喘息による入院/救急受診あり）．

● 結果：ブデソニド－ホルモテロール頓用群で重症増悪が減少した

890名の気管支喘息患者（曝露437名，対照448名）が組み入れられました．患者背景で注目した点は，喫煙率が介入群で多かったということです（9％ vs. 5％）．なお介入群で重症増悪の発症が減少し（RR 0.69，95％ CI 0.48-1.00），中等症～重症増悪の発症も少なかったです（RR 0.70，95％ CI 0.51-0.95）．また介入群では初回の（中等症～）重症増悪の発症までの時間が長く，イベントフリー時間が延長していました．

● 考察と臨床への応用：軽症～中等症の気管支喘息患者では，
SABA頓用でコントロールが難しいなら，
ブデソニド－ホルモテロールの頓用を考慮するとよいかもしれない

本研究は日本人が対象になっていないこと，また本稿執筆時点で日本の気管支喘息のガイドラインでICS-LABA頓用の推奨が反映されていないことが，本邦での使用をためらわせますが，論文1を参考に，SABA頓用のみ，年に3本以上SABAを使用する患者で，定期の吸入が難しそうな患者では，ブデソニド－ホルモテロールの頓用を指導することを検討していいと思われます．

症例のその後

指導医：この患者さんはSABAの適正使用が難しかったみたいですので，STEP 2の治療として，Track 1の低用量ICS-Fを必要時に吸入いただくことにしましょうか．

研修医：はい．診療情報提供書にも治療を変更した旨を記載しておきます．

指導医：すばらしい！ ケア移行も重要ですね．

STEP 2の治療としてブデソニド－ホルモテロール吸入を必要時に吸入するように指導し，かかりつけ医に紹介した．

おわりに

気管支喘息の治療薬は外来で使用する薬ではありますが，患者のアウトカムを最適化することが再入院を防ぎうるので，外来担当医のみならず入院担当医も気にしておくことが重要です．今後もすぐに診療に役に立つエビデンスをご紹介していきますので，ぜひお読みください！

◆ **文献** （読ん得度：読んで得するかどうかについてを著者が一定の吟味と偏見で決めた指標）

1 ）Global Initiative for ASTHMA：Global Strategy for Asthma Management and Prevention. 2023
   https://ginasthma.org/wp-content/uploads/2023/07/GINA-2023-Full-report-23_07_06-WMS.
   pdf
   ↑気管支喘息の国際ガイドラインです．毎年改訂されますので，都度アップデートしたほうがよいです．
   読ん得度：★★★★★

2 ）Bateman ED, et al：Short-acting β_2-agonist prescriptions are associated with poor clinical outcomes of asthma：the multi-country, cross-sectional SABINA III study. Eur Respir J, 59：2101402,
   2022（PMID：34561293）
   ↑論文1です．読ん得度：★★★★★

3 ）Hardy J, et al：Budesonide-formoterol reliever therapy versus maintenance budesonide plus terbutaline reliever therapy in adults with mild to moderate asthma（PRACTICAL）：a 52-week,
   open-label, multicentre, superiority, randomised controlled trial. Lancet, 394：919-928, 2019
   （PMID：31451207）
   ↑論文2です．読ん得度：★★★★★

鈴木智晴
Tomoharu Suzuki
浦添総合病院 病院総合内科
質の高い病棟診療ワーキンググループ（日本病院
総合診療医学会）
標準治療を熟知したうえで治療を個別化し，患者
を上手に診ることは病院総合診療医（ホスピタリ
スト）の専門性のひとつだと思います．本連載で
「質の高い病棟診療」に興味をもっていただければ
嬉しいです．

紹介した論文のまとめ

	① Bateman ED, et al：Short-acting β2-agonist prescriptions are associated with poor clinical outcomes of asthma：the multi-country, cross-sectional SABINA III study. Eur Respir J, 59：2101402, 2022（PMID：34561293）	② Hardy J, et al：Budesonide-formoterol reliever therapy versus maintenance budesonide plus terbutaline reliever therapy in adults with mild to moderate asthma（PRACTICAL）：a 52 week, open-label, multicentre, superiority, randomised controlled trial. Lancet, 394：919-928, 2019（PMID：31451207）
クリニカルクエスチョンとその回答	**重要度：★★★★★** ・短時間作用型β2刺激薬（short-acting beta-2 agonist：SABA）の安全性は？ →年に2本以上のSABAの使用は重度の気管支喘息増悪の頻度と関連する．	**重要度：★★★★★** ・軽症〜中等症の気管支喘息患者において，増悪時のSABA単独と比較しブデソニド-ホルモテロール頓用療法の喘息の重症増悪の予防効果に差はあるか？ →Yes．テルブタリンにくらべ，ブデソニド-ホルモテロール頓用療法が重症喘息の発症を予防した．
研究デザインと方法 — 研究の方法論と対象	**方法論** ・多施設横断観察研究（24カ国，日本は参加せず） ・診療録を参照して症例報告フォームへ入力 **対象** ・12歳以上の気管支喘息の患者（電子カルテで過去に3回以上の通院歴があり，12カ月以上診療録がある） **主な除外基準** ・ほかの慢性呼吸器疾患を併存している	**方法論** ・オープンラベルランダム化比較試験 ・ニュージーランドの15施設で実施された多施設研究 **対象** ・18〜75歳の気管支喘息と診断されたことがある患者 ①過去12週間にSABAを使用した患者：吸入ステロイド治療を過去12週以内に行っていない，過去4週間に増悪やSABA頓用が2回以上，または夜間の増悪が1回以上，過去52週間に全身ステロイド投与を要する重症増悪があった ②低〜中等量の吸入ステロイド（ブデソニド換算≦800 μg/日）とSABAの併用療法を受けていた患者：GINA2014年の定義で軽症にあたる患者とアドヒアランス不良や吸入薬の操作に問題がありコントロールが不良 **主な除外基準** ・6週以内の全身ステロイドの使用，全身ステロイドをもっている，12週以内のLABA使用，気管支喘息増悪によりICU入院歴がある，その他の慢性呼吸器疾患がある（COPD，気管支拡張症，間質性肺炎），20 pack-year以上の喫煙歴
研究デザインと方法 — 介入（曝露）と対照，アウトカム	**介入（曝露）：なし** **アウトカム** 一次解析：主治医の診療科と気管支喘息の重症度 二次解析：中等症〜重症喘息と軽症喘息患者を比較したSABA処方量の関連性 二次解析で使用した変数は下記の通り ・12カ月以内のSABA処方数：0本，1〜2本，3〜5本，6〜9本，10〜12本，13本以上に分類された ・3本以上の処方を過剰使用あり，と判断した ・重症の喘息増悪はATS/ERSの基準に沿って判定した ・共変量：年齢，性別，BMI，教育水準，医療保険，診療科（一般/専門），喘息の重症度（GINA 2017治療STEPに準拠：STEP 1〜2：軽症喘息，STEP 3〜5：中等症〜重症喘息），喘息の罹患期間，併存疾患の数（なし/1〜2個/3〜4個/5個以上），喫煙の状況（喫煙中/喫煙歴あり/喫煙したことがない）	**介入（曝露）と対照** ・介入群はブデソニド-ホルモテロール頓用（ブデソニド200 μg・ホルモテロール6 μg） ・対象群はブデソニド維持療法にテルブタリン頓用（ブデソニド200 μg 1日2回，テルブタリン250 μg頓用） ・治療者は割り付けを知っていたが，解析担当者は割り付けがわからないよう盲検化した **アウトカム** 一次アウトカム：52週以内の重症増悪の回数 （重症増悪の定義：3日以上の全身ステロイド治療，全身ステロイド治療を要する喘息による入院/救急受診あり） 二次アウトカム：重症増悪の発生割合，初回重症増悪までの期間，中等症および重症増悪の発生回数，3日以上の全身ステロイド使用割合，ACQ-5スコア，FEV1，FeNO，有害事象，1日あたりのブデソニド使用量とβ2作動薬吸入回数
結果と結論	**参加者と代表的な結果** ・合計8,351名の患者が解析対象（49.4歳，女性68%） ・プライマリケア医：1,440名を管理，専門医：6,872名を管理 ・プライマリケア医は中等症〜重症患者が48.3%，専門医は82.4%の患者が中等症〜重症だった ・12カ月間でSABAが1，2本処方されたのは24.3% ・SABAが3本以上処方されたのは38%（軽症：45.8%，中等症〜重症：35.6%） ・SABAを1本以上処方された患者では，SABAを処方された本数が多いほど，重症の喘息増悪頻度が高かった ・SABA 3〜5本/12カ月では軽症喘息のオッズ比が低下した（0.64，95%CI 0.53-0.78） **結論** ・38%の患者が12カ月以内に3本以上のSABAが処方されており過剰使用が疑われた．また2本/12カ月を超えるSABA処方と重症度の関連が関連していることが判明した	**参加者** ・890名の気管支喘息患者（曝露437名，対照448名） ・年齢：曝露43.3歳，対照42.8歳 ・喫煙率は曝露で多い（9% vs. 5%） ・対象①に該当：30%がSABAを使用していた ・対象②に該当：70%が吸入ステロイドを使用していた **代表的な結果（早期投与群 vs. 晩期/非投与群）** ・介入群で重症増悪の発症が減少した（RR 0.69，95%CI 0.48-1.00）． ・介入群で中等症〜重症増悪の発症が減少した（RR 0.70，95%CI 0.51-0.95） ・介入群では初回の（中等症〜）重症増悪の発症までの時間が長かった **結論** ・ブデソニド-ホルモテロール頓用は，ブデソニド定期吸入＋テルブタリン頓用に比べて重症および中等症〜重症喘息を減少させた
実臨床への応用	**臨床応用のしやすさ：★★★★★** ・本研究には日本人が含まれていないことに留意する ・横断研究であり因果関係は不明だが，関連があることはわかった **今日からできること** ・SABAを年に何本消費しているのか，また増悪の回数は年，月，週で何回なのか情報収集をする ・使用本数が1年に3本以上の場合は重度の増悪の可能性もあることを考慮し，処方や生活指導の内容を見直す	**臨床応用のしやすさ：★★★★☆** ・日本人を対象とした研究ではない ・気管支喘息は自己申告での診断だが，日本でも診断があやしい場合があるという点は応用しやすい ・日本のガイドラインではブデソニド-ホルモテロール頓用療法の推奨はない **今日からできること** ・軽症〜中等症の気管支喘息患者ではSABA頓用に変えて，ブデソニド-ホルモテロール頓用を指示することを考慮する

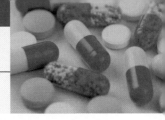

慢性疼痛治療薬の正しい使い方

上野博司（京都府立医科大学附属病院 疼痛緩和医療部）

◆薬の使い方のポイント・注意点◆

・慢性疼痛は原因や部位によって有効な治療薬が異なるため，痛みの確実な診断が最も重要です
・慢性疼痛治療薬は長期処方となる場合が多く，鎮痛効果と有害事象のバランスを考えて処方計画を立てる必要があります
・トラマドールは優れた鎮痛作用をもちますが，オピオイド鎮痛薬であり，依存・乱用のリスクがあるため，安易に使用すべきではありません

1. はじめに

　本稿では慢性疼痛の治療薬について述べますが，慢性疼痛全般に効果がある薬剤が存在するわけではありません．一口に"慢性疼痛"といっても，その原因や部位によって有効な治療薬が異なります．「敵を知り，己を知れば百戦危うからず」といいますが，慢性疼痛という敵をしっかりと見極めて，己である治療薬の実力を知ることで，慢性疼痛という難敵に堂々と立ち向かっていくことができるようになるのです．

2. 慢性疼痛とは

　慢性疼痛は，「3カ月以上持続する，または治療に要すると期待される時間の枠を超えて持続する痛み」と定義されます．慢性疼痛は，生体への警告信号の役割を失い，不快な感覚でしかないため，それ自体が治療の対象になります．国際疼痛学会（IASP：International Association for the Study of Pain）の分類（表1）[1]では，慢性疼痛は7つのカテゴリーに分類されます．この分類のなかに，がん性慢性疼痛が入っていますが，がんの痛みに対する薬物療法は非がん性慢性疼痛とは考え方が大きく異なるため，本稿ではがん性慢性疼痛については扱いません．

　慢性疼痛の薬物療法を考える際には，この多様な慢性疼痛を，**運動器疼痛（筋骨格痛），神経障害性疼痛，頭痛・口腔顔面痛，線維筋痛症（一次性慢性疼痛の代表的疾患）**の4つのカテゴリーに分けて考えるのが合理的です．運動器疼痛には慢性腰痛と変形性関節症，神経障害性疼痛には帯状疱疹後神経痛と有痛性糖尿病性神経障害，頭痛・口腔顔面痛には各種頭痛と三叉神経痛が，それぞれ典型的疾患として含まれます．

　慢性疼痛の発症要因には，侵害受容性要因，神経障害性要因，心理社会的要因の3つがあります（**図**）．発症要因は治療薬を選択するうえで重要な判断材料となります．侵害受容性要因には，NSAIDs，アセトアミノフェン，オピオイド鎮痛薬が有効ですし，神経障害性要因には，ガバペンチノイドや抗うつ薬

表1　IASPの慢性疼痛の分類

1. 一次性慢性疼痛
2. がん性慢性疼痛
3. 術後痛および外傷性慢性疼痛
4. 慢性神経障害性疼痛
5. 慢性頭痛および口腔顔面痛
6. 慢性内臓痛
7. 慢性筋骨格系疼痛

文献1を参考に作成．

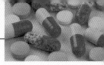

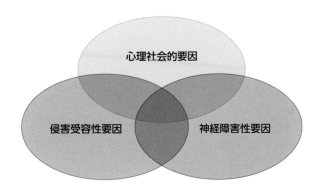

図　慢性疼痛の発症要因
侵害受容性要因が強い例は変形性膝関節症の痛み，神経障害性要因が強い例は有痛
性糖尿病性神経障害，心理社会的要因が強い例は身体表現性疼痛障害，すべての要
因が含まれる例として線維筋痛症が典型的疾患である．

の効果が高くなります．心理社会的要因が強い痛み
については，薬物療法よりも心理療法や運動療法の
適応を考えます．

3. 慢性疼痛治療薬の種類と選び方・使い方

慢性疼痛に使用する治療薬は多岐にわたります．
「慢性疼痛診療ガイドライン」[2] に記載されている治
療薬を表2に示します．このなかで頻用される薬剤
について，その有用性と実際の処方例と正しい使い
方を提示します．

1）非ステロイド性抗炎症薬（NSAIDs）

NSAIDsは発痛物質であるプロスタグランジンを
合成する誘導型シクロオキシゲナーゼ（COX-2）を
阻害することで侵害受容性疼痛に対して優れた鎮痛
効果を発揮します．しかし，同時に生体の恒常性維
持に関与する構成型シクロオキシゲナーゼ（COX-1）
も阻害するために，消化管粘膜障害や腎機能障害な
どの副作用を引き起こします．慢性疼痛では比較的
長期間使用する必要があるため，COX-2選択性の高
いセレコキシブ（セレコックス®）やエトドラクな
どを使用することが望ましいのですが，それでも消
化管粘膜保護のためにプロトンポンプ阻害薬の併用
が推奨されます．また，変形性関節症の痛みには貼
付剤などの局所投与剤を使用することで副作用の軽

表2　慢性疼痛治療薬

・非ステロイド性抗炎症薬（NSAIDs）
・アセトアミノフェン
・ワクシニアウイルス接種家兎炎症皮膚抽出液
・$Ca^{2+} \alpha 2 \delta$ リガンド（ガバペンチノイド）
・抗てんかん薬（カルバマゼピン，バルプロ酸ナトリウム）
・デュロキセチン
・三環系抗うつ薬
・抗不安薬（ベンゾジアゼピン系薬物）
・中枢性筋弛緩薬（チザニジン，エペリゾン）
・トラマドール
・ブプレノルフィン貼付剤
・オピオイド鎮痛薬（強度）
・漢方薬

文献2を参考に作成．

減を図ることが可能です．

慢性疼痛に絞ると，運動器疼痛では，主に膝関節・
股関節の変形性関節症による痛みに有効性が高い[3]
のですが，慢性腰痛に対する有効性は高くありませ
ん[4]．片頭痛に対して有効性が示されています[5]．

【処方例】

① セレコキシブ（セレコックス®）100 mg，1回1錠
　1日2回（朝夕食後）
　エソメプラゾール（ネキシウム®）20 mg，1回1錠
　1日1回（朝食後）
② ロコア®テープ1日1〜2枚　疼痛部の関節に貼付
　（1日最大2枚まで）

③ ロキソプロフェン（ロキソニン®）60 mg，1回1錠
　レバミピド（ムコスタ®）100 mg，1回1錠
　疼痛時頓用（6時間空けて1日3回まで使用可）

2）アセトアミノフェン

　アセトアミノフェン（カロナール®）は侵害受容性疼痛に対して優れた鎮痛作用を発揮します．しかしながら，鎮痛の作用機序ははっきりとわかっていません．副作用に肝機能障害がありますが，安全性は高い薬剤です．

　慢性疼痛に関しては，運動器疼痛（慢性腰痛と膝関節・股関節の変形性膝関節症による痛み）に対して有用性のエビデンスはないことが複数のシステマティックレビューで示されています[6]．しかし，実臨床では慢性運動器疼痛に有効であるケースも多く，NSAIDsよりも副作用が軽度で長期処方も可能であるため，処方を考慮してもいいと考えられます．また，緊張型頭痛と片頭痛に対しては1,000 mg/回の頓用内服で有効とされています[7, 8]．アセトアミノフェンはOTC医薬品の総合感冒薬などに配合されているものが多く，常用薬を確認することが重要です．**アセトアミノフェンの用量が4,000 mg/日を超えないように留意する必要があります．**

【処方例】

① アセトアミノフェン（カロナール®）300 mg，
　1回2錠 1日3回（毎食後）
② アセトアミノフェン（カロナール®）500 mg，
　1回2錠 頭痛時頓用（6時間空けて1日3回まで
　使用可）

3）ガバペンチノイド

　ガバペンチノイドは，脊髄後角で一次知覚神経末端のCa^{2+}チャネル$\alpha_2\delta$サブユニットに結合して，細胞内へのCa^{2+}の流入を低下させ，興奮性の神経伝達物質の放出を抑制することで，神経障害性疼痛全般に対して優れた鎮痛作用を発揮します．本邦では，プレガバリン（リリカ®）とミロガバリン（タリージェ®）の2種類が臨床使用されています．さらにプレガバリンは，高用量投与（300〜600 mg/日）で線維筋痛症に対する有用性が確認されています[9]．ガバペンチノイドの主な副作用には眠気，ふらつき，

浮腫があり，特に高齢者については転倒のリスクがあるため，低用量で開始して漸増します．ミロガバリンは日本で開発された薬剤で，副作用が軽度であることが特徴です．ガバペンチノイドは腎機能によって生体内利用率が変化しますので，**腎機能をモニタリングして用量調節することが必要**となります．

【処方例】

① （開始時）プレガバリン（リリカ®）25 mg，1回1錠
　1日1回（眠前）
　（維持）プレガバリン（リリカ®）75 mg，1回1錠
　1日2回（朝食後・眠前）
② （開始時）ミロガバリン（タリージェ®）2.5 mg，
　1回1錠 1日2回（朝食後・眠前）
　（維持）ミロガバリン（タリージェ®）15 mg，
　1回1錠 1日2回（朝食後・眠前）
※注：クレアチニンクリアランス（mL/分）が60以下
　　　で通常の1/2，30以下で通常の1/4量で同等の
　　　効果が得られる．

4）デュロキセチン

　デュロキセチン（サインバルタ®）は，セロトニン・ノルアドレナリン再取り込み阻害剤（SNRI：serotonin noradrenaline reuptake inhibitor）で，下行性疼痛抑制系を活性化させることで鎮痛効果を発揮します．痛みの慢性化は下行性疼痛抑制系の機能不全が1つの要因であり，デュロキセチンは侵害受容性疼痛も神経障害性疼痛にも有用性のエビデンスが示されています．

　デュロキセチンは，変形性関節症，慢性腰痛症，有痛性糖尿病性神経障害，線維筋痛症と幅広い保険適応があり，現時点で慢性疼痛治療薬の中心的存在となっています．悪心，口渇，めまい，傾眠などの副作用はありますが，重篤なものは稀で比較的安全に使用することができます．用量は，20 mg/日から開始し副作用が忍容できれば60 mg/日まで増量します．

【処方例】

① デュロキセチン（サインバルタ®）20mg，1回1錠
　1日1回→1回2錠 1日1回→1回3錠 1日1回
　（朝食後）
　（2週間程度の間隔で増量）
・眠気が強い場合は眠前の内服に変更

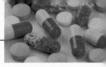

表3 日本で非がん性慢性疼痛に使用可能なオピオイド鎮痛薬

薬品名	効果・効能
トラマドール	非オピオイド鎮痛薬で治療困難な非がん性慢性疼痛
トラマドール／アセトアミノフェン	非オピオイド鎮痛薬で治療困難な非がん性慢性疼痛，抜歯後の疼痛における鎮痛
ブプレノルフィン貼付剤	非オピオイド鎮痛薬で治療困難な変形性関節症，腰痛症に伴う慢性疼痛における鎮痛
コデイン	疼痛時における鎮痛
モルヒネ	激しい疼痛時における鎮痛・鎮静
フェンタニル貼付剤	非オピオイド鎮痛薬および弱オピオイド鎮痛薬で治療困難な中等度から高度の慢性疼痛における鎮痛
オキシコドン	非オピオイド鎮痛薬またはほかのオピオイド鎮痛薬で治療困難な中等度から高度の慢性疼痛における鎮痛

・悪心にはメトクロプラミド（プリンペラン®）5 mg，
1回1錠 悪心時頓用

5）トラマドール

　トラマドールは，オピオイド鎮痛薬に分類される薬剤です．オピオイド受容体を介しての鎮痛作用と軽度のSNRI作用を併せもっているため，運動器慢性疼痛と神経障害性疼痛で高い鎮痛効果が示されています．オピオイド鎮痛薬に特有の悪心・嘔吐，便秘，眠気といった副作用への対策を講じることが重要です．また，長期投与の安全性が確立されておらず，依存・乱用などの不適切使用に陥るリスクがあるため，安易な処方や漫然とした長期投与は厳に慎まなければいけません．トラマドールは日本では医療用麻薬に指定されていないので，NSAIDsやアセトアミノフェンでは十分な鎮痛が得られない運動器慢性疼痛などに処方されることが多いですが，処方した場合は適正使用についてモニタリングする必要があります．

【処方例】

---

① トラマドール（トラマール®）25 mg，1回1錠
　　1日4回（毎食後，眠前）
　　ドンペリドン（ナウゼリン®）10 mg，1回1錠
　　悪心時頓用
　　センノシド12 mg，1回2錠 便秘時頓用
※注：トラマール®は，（非がん性）慢性疼痛には疼痛
　　　時の頓用薬としては原則使用しません．

6）オピオイド鎮痛薬（強度）

　オピオイド鎮痛薬（強度）とは，モルヒネ，オキシコドン，フェンタニルなどで，主にがん性疼痛に対して使用されています．これらは医療用麻薬に指定されていますので，処方には麻薬施用者免許が必要です．オピオイド鎮痛薬（強度）は，非がん性慢性疼痛に対しても優れた鎮痛効果を発揮するため，近年，いくつかの薬剤は非がん性慢性疼痛にも処方できるようになりました（表3）．しかし，長期使用の安全性については全く確立されていません．オピオイド鎮痛薬を長期にわたって処方すると，悪心・嘔吐，便秘，眠気といった副作用とは別に，免疫系の抑制，性機能低下，痛覚過敏などの有害事象発生のリスクが生じます．また，依存・乱用のリスクも高まるために安易な処方は禁物です．慢性疼痛に対するオピオイド鎮痛薬（強度）は，痛みを専門とする医師のみが責任をもって処方すべきです．

引用文献

1) Treede RD, et al：A classification of chronic pain for ICD-11. Pain, 156：1003-1007, 2015（PMID：25844555）
2) 「慢性疼痛診療ガイドライン」（厚生労働行政推進調査事業費補助金（慢性の痛み政策研究事業）「慢性疼痛診療システムの均てん化と痛みセンター診療データベースの活用による医療向上を目指す研究」研究班／監，慢性疼痛診療ガイドライン作成ワーキンググループ／編），シービーアール，2021

3) da Costa BR, et al：Effectiveness of non-steroidal anti-inflammatory drugs for the treatment of pain in knee and hip osteoarthritis：a network meta-analysis. Lancet, 390：e21-e33, 2017（PMID：28699595）

4) Enthoven WT, et al：Non-steroidal anti-inflammatory drugs for chronic low back pain. Cochrane Database Syst Rev, 2：CD012087, 2016（PMID：26863524）

5) Baena CP, et al：The effectiveness of aspirin for migraine prophylaxis：a systematic review. Sao Paulo Med J, 135：42-49, 2017（PMID：28380176）

6) Machado GC, et al：Efficacy and safety of paracetamol for spinal pain and osteoarthritis：systematic review and meta-analysis of randomised placebo controlled trials. BMJ, 350：h1225, 2015（PMID：25828856）

7) Stephens G, et al：Paracetamol（acetaminophen）for acute treatment of episodic tension-type headache in adults. Cochrane Database Syst Rev, 2016：CD011889, 2016（PMID：27306653）

8) Derry S & Moore RA：Paracetamol（acetaminophen）with or without an antiemetic for acute migraine headaches in adults. Cochrane Database Syst Rev, 2013：CD008040, 2013（PMID：23633349）

9) Derry S, et al：Pregabalin for pain in fibromyalgia in adults. Cochrane Database Syst Rev, 9：CD011790, 2016（PMID：27684492）

【著者プロフィール】
上野博司（Hiroshi Ueno）
京都府立医科大学附属病院 疼痛緩和医療部
京都府立医科大学 麻酔科学教室
専門はペインクリニックと緩和医療です．痛み全般についての診療，痛みの緩和を主体とした緩和医療を行っています．

こんなにも面白い医学の世界

へぇ そうなんだー

からだのトリビア教えます

中尾篤典
（岡山大学医学部 救命救急・災害医学）

第118回 減量手術の結果

　アメリカは肥満大国で，体重が重すぎると膝や腰を痛め，そのために動けなくなって運動不足になり，さらに体重が増える，という悪循環に陥り，重篤な健康被害に悩む患者さんも多くおられました．肥満治療の1つに胃の一部を切除する減量手術があります．この手術を受けると体重が減少するだけでなく2型糖尿病なども改善することがわかっており[1]，日本でも2014年から腹腔鏡下スリーブ状胃切除術が保険適応になったこともあって，この手術を受ける日本人は増加傾向にあります．

　私が留学していたピッツバーグ大学は，胃の大部分を切除し小腸とバイパスをつくる減量手術を積極的に行っていました．ある日，CT検査をする人手が足りないので手伝ってくれとレジデントに頼まれ，一緒に連れて行かれたところはPittsburgh Zooでした．なぜ動物園？ と思ったら，減量手術を受ける予定の患者さんが大きすぎて，病院の通常のCTでは検査できず，カバやサイ用のCTを使うためでした．さすがアメリカはスケールが違うと驚いたのを覚えています．

　最近，このピッツバーグ大学から，減量手術を受けると，結婚または離婚する確率が一般人の2倍以上になるという興味深い結果が報告されました[2]．研究では，減量手術を受けた患者1,441人（79％が女性，BMIの中央値はなんと47！）に，術前と術後5年以内の婚姻状況を質問し，その変化を検討しています．術前は，全体の57％（827人）が結婚しており，43％（614人）が独身でした．術後5年間の独身者の結婚率は累積18％でしたが，この数値は米国の一般人の6.9％と比較して2倍以上高い値でした．また，術後5年間の既婚者の離婚率は累積8％であり，この数値もやはり，米国の一般人の3.5％と比較して2倍以上高かったのです．この傾向は，若年かつ術後のBMI低下が大きいほど顕著であったそうです．

　減量手術を受けた人は，体重が減るので活動的になり，新たなことにチャレンジしようとする傾向にあります．それまで一緒にいたパートナーは，これまでと違い活動的に生まれ変わったパートナーに置いて行かれたような疎外感を感じることもあるでしょうし，食習慣が劇的に変化するため家庭内での摩擦が増えるのかもしれません．反対に独身者は，自分の身体に対するイメージが改善して自信がつくことで，よりオープンに他者と付き合えるようになると考えられ，それが術後の結婚の増加につながると推測されています．この傾向は，高学歴の患者に特に顕著にみられています．

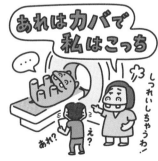

　減量手術は，健康面だけでなく，生活にも大きな変化をもたらし，結婚や離婚など男女関係にも影響を及ぼすことをよく説明しておく必要がありそうです．

引用文献

1) Mingrone G, et al：Metabolic surgery versus conventional medical therapy in patients with type 2 diabetes：10-year follow-up of an open-label, single-centre, randomised controlled trial. Lancet, 397：293-304, 2021（PMID：33485454）
2) King WC, et al：Changes in Marital Status Following Roux-en-Y Gastric Bypass and Sleeve Gastrectomy：A US Multicenter Prospective Cohort Study. Ann Surg Open, 3：e182, 2022（PMID：36199480）

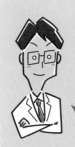
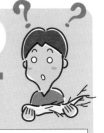

日常診療でこんなに役立つ！ 漢方薬の使い方

漢方専門医が本音で教えます

吉野鉄大（慶應義塾大学医学部漢方医学センター）

日常診療でよく出合う場面で漢方薬を選ぶ際の考え方，使い分けを解説します．本連載では利便性のため本文でツムラの製品番号を併記しています．生薬は黄下線，漢方薬は緑下線で示します．

第12回　倦怠感・食欲不振

◇ はじめに

　今回は一度はどこかで名前を聞いたことがあると思われる有名処方を取り上げつつ，（全身）倦怠感や食欲不振について考えてみようと思います．倦怠感は若い世代からご高齢の方まで多くの方が感じている症状で，むしろ「全然疲れを感じません」という患者さんを見つけるほうが難しいくらいでしょう．西洋医学的に治療すべき基礎疾患がなさそうであれば，漢方薬の出番です．

症例提示

　40歳代女性，半年前からの倦怠感・食欲不振を主訴に来院した．特にこれといったきっかけもなく症状が出現し，大きな変動なく持続している．中学生と小学生の子どもがおり自身の仕事もあるので毎日忙しいものの，自分としては充実していると感じている．食事をはじめるとすぐにお腹がいっぱいになってしまい，今一つ食べられないが，体重減少はない．職場の健診は毎年欠かさず受けており，これといった異常を指摘されていない．

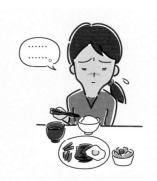

"倦怠感"の難しさ

◇ まずは原因検索を

　倦怠感は患者さんの言葉をそのまま記載するだけではうまく鑑別が進まないこともある症状です．患者さんの言葉が，われわれの用いる医学用語とズレてしまうことも多いため，なるべく具体的に患者さんの「感覚」にシンクロできるように丁寧に病歴をとることが求められます．
　漢方薬の選択ももちろん大切だとは思うのですが，"そもそも論"として症状の原因検索も忘れずにしておきたいものです．貧血や甲状腺機能低下症などによる症状であることもよくある

ため，漢方薬を考えるのと並行して，採血や消化管内視鏡といった一般的なスクリーニングも必要に応じて実施しておくのがよいでしょう．自分もこれまでに，倦怠感を主訴に漢方外来を受診したものの，甲状腺機能低下症に対してレボチロキシンを投与したらすっかり改善したという症例を何度も経験しています．それでもやはり原因疾患が全く見当たらないという方も多くいらっしゃり，そういうときは生活習慣の見直しや漢方薬の選択が候補になるでしょう．

◇ 倦怠感の漢方的な捉え方

倦怠感や食欲不振は，西洋医学的にこれといった対症療法がありません．一方，漢方薬には倦怠感や食欲不振を保険適応にもつ処方が多数ありますが，その分，どれを選択したらよいのかわからず途方にくれてしまいますね．代表的な漢方薬の選び方を把握しておくだけでも診療の幅が大きく広がります．

倦怠感は漢方的には，身体の機能を働かせる「気の量」が不足している状態，気虚と捉えられることが多いです．日本漢方で気虚とだけ呼んだ場合であっても，伝統医学的にはその先，身体のどんな機能の働きが低下しているのかでさらにいくつかに分類されることになります．つまり気虚というだけでは処方にたどり着けず，それが倦怠感の処方選択を難しくしているという側面もあると感じます．

◇ 倦怠感に対してはニンジン＋オウギが基本

今回ご紹介する気虚に対する処方の多くにニンジンが入っていて，漢方薬としては比較的薬価が高くなります．ここでいうニンジンは八百屋で売っているオレンジ色のセリ科のニンジンではなく，ウコギ科で白色の，いわゆる薬用人参や朝鮮人参・高麗人参として販売されているものになります．加熱して飴色になっているコウジン（紅参）末も製品として販売されていますが，それでも八百屋のニンジンとは全く異なるものです．

このニンジンとよく組み合わせられているのが，マメ科のオウギ（黄耆）という生薬で，オウギが入っていると若干ながらeGFRが改善することも多くの研究で指摘されています[1, 2]．人参と黄耆を組み合わせた処方が，倦怠感や食欲不振に対する代表処方なので，参耆剤としてまとめられているのです．

倦怠感・食欲不振への処方を図示してみた

倦怠感・食欲不振に効果があるとされる漢方薬について，構成生薬の近さを示す図を作成しました．

◇ 食欲不振など消化器症状が目立つ場合

参耆剤の話に入る前に，まずは基本処方としてニンジンを含みオウギを含まない処方からはじめましょう．倦怠感以上に食欲不振や胃もたれが強く，体重が落ちてしまう，というような方は漢方医学的には気虚のなかでも消化機能をさす「脾胃」の働きが低下している，とか，脾気虚と呼びます．まぁ脾胃とか言わなくても大丈夫，あくまで消化機能が低下している，としてとりあえず問題ありません．

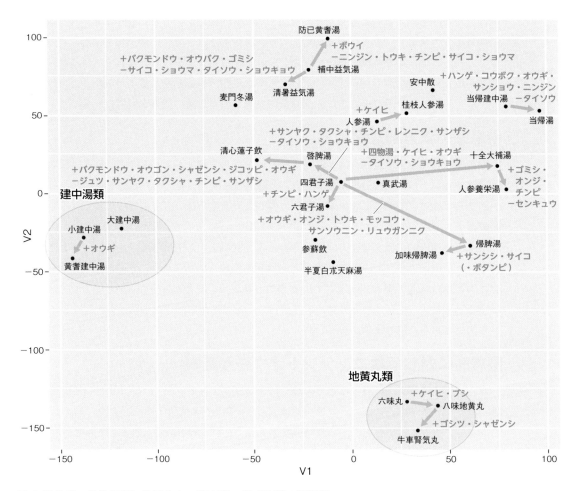

図 ●倦怠感・食欲不振に効果をもつ漢方薬の構成生薬の類似性

　　消化機能が低下している場合の基本処方は75四君子湯です．連載第10回（2024年5月号）で四君子湯に81二陳湯，もしくはチンピとハンゲの2つの「陳」な生薬を加えた処方が43六君子湯だという話をしました．チンピとハンゲは，嘔気や胸焼けに対する生薬として加えられています．つまり，嘔気や胸焼けが全くなければ四君子湯を選択しますが，院内に採用がなければ六君子湯で代用可能です．

▼王道処方：「食欲不振＞倦怠感」なら43六君子湯

43六君子湯　1回1包（2.5 g），1日3回，毎食前

　　ニンジンを主薬とする四君子湯に近い処方は，その名の通り32人参湯です．四君子湯のブクリョウとタイソウを除き，生姜をショウキョウからカンキョウにしたものが人参湯です．人参湯は，四君子湯と同じように消化機能が低下している方に選択しますが，ショウキョウがカン

キョウになっていることでより体を温める作用が強まっているとされています．ショウキョウに含まれるジンゲロールが，よりTRPV1刺激作用の強いショウガオールに変換されることで，消化管が「温まったと感じる」のです．TRPV1は，カプサイシン受容体として有名ですが，ショウガオールやサンショオールの受容体でもあり，高温曝露と同じ刺激を脳に伝えることになります．この人参湯にケイヒを加えたものが82桂枝人参湯で，消化機能が低下した方の頭痛にも応用されます．また，腹痛全般に広く使用される5安中散も構成生薬が近いため，単純に腹痛だけというのではなく，やはり消化機能が低下している冷え症の方に選択することが多い処方です．

128啓脾湯は特に明け方の下痢が目立つ場合に選択する処方，111清心蓮子飲は消化機能が低下している方の頻尿や残尿感に用いられる処方です．清心蓮子飲にはさらりとオウゴンが入っているため，定期的な肝障害のチェックをするのがよいでしょう．いずれの処方にもレンニク（ハスの実＝蓮子）が入っています．

同様に，消化機能が低下している方の風邪には66参蘇飲，めまいには37半夏白朮天麻湯や30真武湯という具合に，これらの処方は「消化機能が低下している」ところに対する四君子湯を基本としつつ，追加の症状に対して追加の生薬が加えられている処方だと理解してみるのはいかがでしょうか．

▼食欲不振や倦怠感に加えて頻尿や残尿感がみられるとき

111清心蓮子飲　1回1包（2.5 g），1日3回，毎食前

▼食欲不振や倦怠感に加えてめまいや頭痛がみられるとき

37半夏白朮天麻湯　1回1包（2.5 g），1日3回，毎食前

◇ 気虚に用いる参耆剤

先にさらりと取り上げた清心蓮子飲や半夏白朮天麻湯には実はオウギも含まれるので，ニンジンとオウギを組み合わせた処方である参耆剤の話がはじまったことになります．参耆剤として，まずは41補中益気湯に触れましょう．

補中益気湯はもともと，人々の栄養失調がひどくて感染症が流行った際に用いられた処方なので，結果的には消化機能が低下している場合と同じように低栄養になってはいるものの，消化機能を高めるだけではなく免疫向上が意識されている処方だと解釈されています．免疫が低下している状態を漢方では「肺気虚」と呼んだりするわけですが，なんとなく上気道炎や肺炎などにかかりやすい状態と考えてみましょう．そうすると，補中益気湯がインフルエンザやCOVID-19に対する予防の処方として選択されたことも合点がいくかもしれません．単純な「疲労の薬」ではないのです．そのうえで，夏バテや脱水対策の生薬を加えたのが136清暑益気湯，逆に感染対策ではなく発汗や，むくみ対策に振ったのが20防已黄耆湯と考えてみましょう．清暑益気湯の近くにいる29麦門冬湯は，連載第5回（2023年12月号）でも「乾燥した」状態に用いるニンジンの入った処方としてご紹介しましたね．

▼王道処方：「倦怠感＋風邪をひきやすい＞食欲不振」なら

　41 補中益気湯　1回1包（2.5 g），1日3回，毎食前

◇ 気虚＋血虚に用いる参考剤

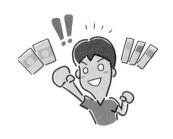

　食欲不振や倦怠感に対する四君子湯に，脱毛や皮膚の乾燥に対する処方として71 四物湯を加えて，八珍湯（エキス剤なし）とし，さらに体を温めるケイヒ（いわゆるシナモン）と体力を補うオウギを加えたものが48 十全大補湯です．連載第10回で血虚に対する代表処方として四物湯を紹介しましたが，同様に十全大補湯を漢方的に表現すれば気虚＋血虚（気血両虚といいます）に用いる参考剤となるのです．

　十全大補湯に，さらに咳嗽や痰に対する生薬としてゴミシやオンジ，チンピを加えたのが108 人参養栄湯であり，オンジやチンピはこれまでの研究の結果から物忘れなどにも効果が期待されているため[3, 4]，COVID-19後遺症にも頻用されています．また，呼吸器症状に対する処方が加わっているとみれば，人参養栄湯は補中益気湯に血虚の処方を入れたものと考えることもできるでしょう．

　また，四君子湯に，四物湯とは別パターンで同じような血虚に対する効果を期待した生薬群を追加したのが65 帰脾湯で，さらにのぼせやイライラに対する生薬が追加されているのが137 加味帰脾湯です．連載第10回で血虚に対する処方には肝血虚の四物湯と，心血虚のサンソウニンなどがあるという話もしましたね．

　したがって，一括りで気血両虚とはされますが，伝統医学的にはさらにどういう気虚なのか，どういう血虚なのかに違いがある，と解釈されているのです．とはいえ，とにかくそう解釈するための症状や所見に違いがあるのだ，という理解にとどめるのが日本漢方的です．

▼王道処方：「脱毛や不眠，咳を伴う倦怠感」には

　108 人参養栄湯　1回1包（3.0 g），1日3回，毎食前

◇ 建中湯類

　ニンジンかオウギが入ることもある処方として，99 小建中湯を中心とした建中湯類を考えてみます．45 桂枝湯のシャクヤクを増量したのが60 桂枝加芍薬湯，さらにそれに飴玉のようなコウイを加えたのが小建中湯です．コウイはマルトースなので，エネルギー源となるという単純な解釈をすれば，小建中湯が気虚に用いられることも理解できます．そこにさらにオウギを加えたのが98 黄耆建中湯です．小建中湯と黄耆建中湯は，いずれも疲れやすい虚弱な小児に使用することが多い処方です．小建中湯より気虚が強いと判断しオウギを入れたいときに黄耆建中湯を選択します．桂枝加芍薬湯はシャクヤクの独特なスッとする香りが強くて飲めないお子さんもいるのですが，小建中湯や黄耆建中湯はなんとか飲める子が多い印象です．一方で，名前は似ているものの中身が異なる100 大建中湯は，気を補うニンジン・コウイに，TRPV1

を刺激して体に温かいと感じさせるカンキョウ・サンショウが入り，やはり脾気虚が極まってお腹が冷えているような場面で用いられます．小建中湯・黄耆建中湯・大建中湯はいずれも1回2包であることに留意しましょう．

往年のテレビゲームのように画面の右端と左端がつながっているイメージで，図のなかで建中湯類の反対側となる右端にある123当帰建中湯は桂枝加芍薬湯にトウキを加えた処方です．さらに，当帰建中湯に大建中湯を合わせたような処方が102当帰湯なので，当帰建中湯よりも冷えや腹痛の症状が強い方に選択されます．

◇ ニンジンもオウギも入っていない地黄丸類

最後にニンジンもオウギも入っていない地黄丸類として，87六味丸，7八味地黄丸，107牛車腎気丸を紹介します．七味唐辛子に7つの薬味が含まれているように，八味地黄丸には8つの生薬が含まれており，歴史的にも中高齢者の倦怠感，腰痛や耳鳴り，頻尿といった症状に用いられてきました．八味地黄丸にゴシツ（「牛」膝；イノコヅチの根）とシャゼンシ（「車」前子；オオバコの種子）を加えたのが牛車腎気丸で，八味地黄丸よりもむくみに特に効果が高いとされていますが，私の実感では大差ないかなという気がしています．むしろ，冷えや痛みに効果があるとされるブシ（トリカブトの塊茎）の量が増えていることの影響の方が大きいと感じます．また，八味地黄丸から，身体を温めるとされているケイヒ（シナモン）とブシの二味を除いた六味丸は，冷えはないけれど，倦怠感があるという場面で選択されます．

これらの処方は，伝統医学的には親から受け継いだ生命エネルギーがもともと少なかったり，加齢に伴って枯渇してきたりする場合に選択されると解釈され，腎虚と呼ばれます．さらに冷えがある場合は腎陽虚，などと細かいバリエーションがあるのですが，これ以上は触れないでおきます．

▼ 王道処方：「中高齢者の倦怠感」には

7八味地黄丸か107牛車腎気丸　1回1包（2.5 g），1日3回，毎食前

症例のその後

身体診察で特記すべき異常を認めず，電解質異常や甲状腺機能異常などのスクリーニング検査でも異常を認めなかった．六君子湯1回1包1日3回を開始したところ，2カ月後の診察時には元気になってきた実感が得られ，現在も内服を継続している．

◇ おわりに

今回はそれぞれが有名な，でも適応症が類似していて違いがいまいちわかりにくい漢方薬の使い分けについてご紹介しました．連載も後半になり，あえて伝統医学用語や伝統医学理論も小出しにするようにしてきていますが，「理論」が正しいかどうかの議論は置いておいても，そのように「分類」されているんだということだけでもご理解いただけると処方が使い分けやすくなるのではないかと思います．

Take Home Message

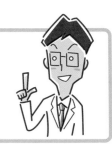

◆ なるべく具体的に患者さんの「感覚」にシンクロできるように
病歴をとろう

◆ 西洋医学的には倦怠感・食欲不振への対症療法がないが，
漢方薬には選択肢が多数ある

◆ 引用文献

1）Zhang HW, et al：Astragalus（a traditional Chinese medicine）for treating chronic kidney disease. Cochrane Database Syst Rev, 2014：CD008369, 2014（PMID：25335553）

2）Yoshino T, et al：Oral *Astragalus* Root Supplementation for Mild to Moderate Chronic Kidney Disease：A Self-Controlled Case-Series. Front Pharmacol, 13：775798, 2022（PMID：35300298）

3）Matsuzaki K, et al：A Narrative Review of the Effects of Citrus Peels and Extracts on Human Brain Health and Metabolism. Nutrients, 14：1847, 2022（PMID：35565814）

4）Jiang N, et al：Protective Effects and Mechanism of Radix Polygalae Against Neurological Diseases as Well as Effective Substance. Front Psychiatry, 12：688703, 2021（PMID：34975553）

吉野鉄大（Tetsuhiro Yoshino）

慶應義塾大学医学部漢方医学センター

新潟県で18世紀から続く農家の9代目．田中角栄と同じ小学校卒業．お菓子はブルボン，生薬はオウレン，アイドルはNegiccoを応援しています．

先日大阪で開催された日本東洋医学会学術総会で奨励賞を頂戴しました．その受賞は若手漢方研究者の登竜門と言われるとか言われないとか．そう，僕もまだ若手．羊土社の担当さんに「先生，マリオの画面で右と左がつながっているとか研修医には通じませんよ」と言われても若手．フフフ．

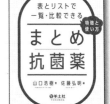

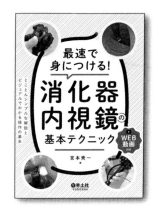
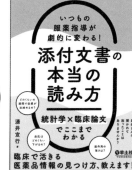
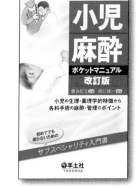

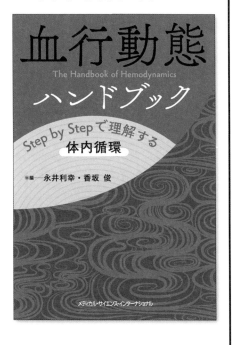
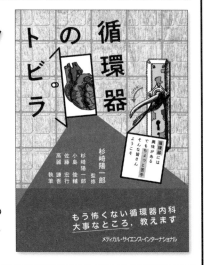

ステップ ビヨンド レジデント

Step Beyond Resident

第244回

研修医は読まないで下さい!?

研修医はこの稿を読んではいけません.
ここは研修医を脱皮？した医師が，研修医を指導するときの参考のため
に読むコーナーです．研修医が読んじゃうと上級医が困るでしょ！

高齢者救急の妙 Part3

～高齢者の肺炎はこうしてやってくる～

福井大学医学部附属病院総合診療部　林　寛之

症状，身体所見，胸部X線に騙されてはいけない

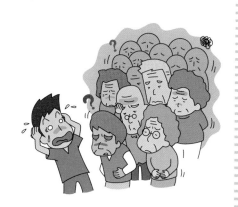

　血が飛び散り，血湧き肉躍る超緊急の救急はいい意味でアドレナリンが大放出するが，そんな症例が多かった昔と比べると，最近は超重症例はずいぶん減少した．道路交通法改正で交通事故が減ったり，有効な薬剤，良好な疾病コントロールができるようになったのはすごくいいことなんだけどね．一方で超高齢社会に比例して，不定愁訴の高齢者救急が増えてきているのが実感される．あぁ，やっぱり肺炎か，また尿路感染か…と思うなかれ．それはそれで正しいが，本当は診断が結構難しいんだ．患者さんの全体像を把握しないと，痛い目にあってしまうよ．

患者D　90歳　男性 肺炎

　患者Dが発熱とご飯を食べないという主訴で救急搬送されてきた．家人に聞くと咳もなく，尿路症状もなかったという．血圧110/60 mmHg，脈拍56回/分，呼吸数30回/分，SpO2 93%（酸素10 L投与），体温37.8℃．家ではもっと発熱があったというが，よくわからなかった．意識レベルはJCS Ⅱ-10（GCS 13）．身体所見（聴診，背部叩打痛など）では特に異常を認めなかった．胸部X線ではいまひとつはっきりしなかったが，胸部CTでは両側に肺炎像を認めた．

研修医K

「発熱以外は全然症状も所見もなかったですけど，CTではやっぱり肺炎でした．採血ではWBC 9,000 /µL，CRP 20 mg/dL，Na 130 mEq/L，CPK 250 mg/dLでした．尿中肺炎球菌抗原検査も尿中レジオネラ抗原検査も陰性でした．喀痰は出ないので検査できませんでした．温泉にも行っていないということです．超高齢者ですから，まさかICUには入らないですよね」

高齢者肺炎は非典型が当たり前

1）高齢者肺炎は非典型例が当たり前…でもって診断は難しい

　患者Dさんは元陸上の国体選手で，松茸採りの名人で毎年自宅の裏山にも登ることができ，2週間前まではとても元気に畑仕事もしていたんだ．年齢だけで治療を控えるような考えはもってはいけないよ．

　高齢者が肺炎など感染症になりやすいのは生理学的に考えても当たり前なのだ．加齢性変化として免疫能は低下し，常にサイトカインが出て炎症状態にある．別名"inflamm-aging"といわれるゆえんだ（Mediators Inflamm, 2015：692546, 2015）．それなのにいざ感染を起こしても，しっかりサイトカイン（特にIL-6）を出し切れず，熱も出ないというのは高齢者あるあるだ．さらに，（多）併存疾患（特に肺疾患，心疾患，糖尿病，中枢神経疾患），サルコペニア，フレイル，低栄養（77%），ポリファーマシー，喫煙歴などが重なって，年をとるということは感染症との闘いであるということなんだ．

　高齢者のポリファーマシーも肺炎に影響している．特に抗コリン薬（抗アレルギー薬，抗うつ薬など）は意識レベルも低下し，肺炎になりやすい．またプロトンポンプ阻害薬（PPI）も胃酸による抵抗性を下げるため，誤嚥性肺炎になりやすくなる．

　高齢者の肺炎は症状や身体所見からは案外診断が難しい．それもそのはず，**発熱のないものが25〜55%も占める**．高齢者の意識変容やせん妄で一番多いのは感染症（特に尿路感染と肺炎：16〜67%）である．

　肺炎らしい症状（咳嗽，発熱，呼吸困難）はたったの3割しか呈さず，**超高齢者になると，むしろ非典型症状（転倒，意識変容，全身倦怠，食思不振，頻呼吸，頻脈）の方が多くなる．肺炎らしい症状がなくても，① 発熱，② 意識変容，③ 急な機能低下を認めた場合は，肺炎を疑わないといけない．**

> **高齢者肺炎は難しい**
> - 肺炎になりやすいのは当たり前：加齢（免疫低下），併存疾患，サルコペニア，フレイル，低栄養，ポリファーマシーなどの関与
> - 肺炎らしい症状を呈するのはたったの3割
> - 25〜55%は発熱なし
> - ① 発熱，② 意識変容，③ 急な機能低下をみたら，肺炎など感染症を探そう

2）高齢者肺炎の診断と治療

　症状や身体所見はあてにならない（感度47〜69%，特異度58〜75%）とトホホな現状だが，なんと胸部X線も30〜47%の症例ではあてにならない．また一度肺炎になると，15%は3カ月経っても胸部X線に陰影を残すので，昔の肺炎像をアクティブな肺炎と勘違いしてはいけない．

　非典型症状があり，びみょう〜に炎症反応が上昇していたら，胸部CTまでしないといけない．CTのアクセスのよい日本だからこそできることだが，本来CTはルーチンではなく，**胸部X線陰性でも肺炎を疑うとき，併存疾患があるとき，肺膿瘍，がん，肺塞栓などを疑ったときなど，頭を使ってオーダーしたいね**．高齢者は脱水になっていることも多く，治療をして脱

水がよくなってくると，肺炎像がはっきり見えてくるようになるなんてことも経験するよね．

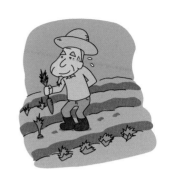

海外では重症度判断にPSI（pneumonia severity index）やCURB-65が使われるが，高齢化が進んだ日本ではA-DROP（男性≧70歳，女性≧75歳というのが特徴的）を使用しよう．

治療はガイドラインに沿って，かつ施設や地域の抗菌薬感受性率を考慮して治療するようにした方が予後がいい．高齢者施設だと，MRSA（methicillin-resistant *Staphylococcus aureus*：メチシリン耐性黄色ブドウ球菌）や緑膿菌などいやらしい細菌も関与してくるから注意しよう．

高齢者肺炎では若年と比べて入院率（53倍）もICU入室率（46倍）も高くなる．しかしながら，ICU死亡率は明らかに低下している．予後がよくなっているんだ．高齢者全員がフレイルでもなく，年齢そのものを治療中断の指標にしてはならない．一人暮らしですごく頑張っている超高齢者は，肺炎になっても復活が早く驚かされることもしばしばだよね．遺伝子が違うのか，食べているものが違うのか，こんな元気な超高齢者にはぜひその秘訣を伝授してもらいたいなぁ．

肺炎が治っても肺がんが隠れていないか，特に高齢喫煙者は最低3カ月はフォローアップすることもお忘れなく．1.3～4％と稀ながらがんが見つかることがあるんだ．ATS/IDSA（米国胸部学会/米国感染症学会）ガイドラインでは，そんなことは稀だということでフォローアップは推奨されていないんだけどね．見逃されたって言われたらいやじゃない？救急外来で胸部X線を撮ったなら，後日必ず放射線科読影結果を確認しておこう．**放射線科医が「要フォローアップ」としていたら，そのうち8.2％に肺がんが見つかったというからね．コワ～い！**

また肺炎像に見えても，実は肺塞栓（肺梗塞像は肺炎と間違えられる．血栓症は発熱する）だったなんてことになると，目もあてられない．WellsクライテリアやGenovaクライテリアに照らし合わせて考えよう．なんでもかんでも肺炎像らしいものがあったら，短絡的に肺炎なんていってはいけないよ．右室拡大さえなければ肺塞栓はすぐに命にはかかわらないが，高齢者でCOPDをもっていると，もともと右室拡大している人もいるので，実に臨床上では悩ましい．D-dimerも年齢に合わせて上限を上げていくが，超高齢者ではいいエビデンスはないのが現状だ．

- 高齢者肺炎の30～47％は胸部X線に映らない
- 超高齢というだけでICU治療を控えてはいけない
- 要注意：肺がんが隠れていないか！肺塞栓は見逃していないか！

3）重症肺炎は必ずレジオネラもカバーせよ

改めて病歴を聴取すると，患者Dは約2週間前の大雨で畑が水に浸かってしまい，約1週間前に畑の大掃除と土を掘り返す作業をしていたということがわかった．こうなるとあやしいのはレジオネラ．レジオネラは温泉や水だけではない．土にも潜んでいるんだ．庭仕事をした

り，大洪水で土がこねくり回されたりしても，レジオネラは増えるんだ．**診断には生活背景を聞くことが基本の「キ」**．

　レジオネラの潜伏期は2〜10日で，症状から細菌性肺炎か非定型肺炎かの鑑別は困難だ．"レジオネラは乾性咳嗽"と覚えていてはいけない．最初のうちだけ乾性咳嗽だが，そのうち湿性咳嗽になってくるんだから．さらに咳嗽がなければよりレジオネラっぽいというから，わけがわからないよね．

　レジオネラ症の血液検査は特徴的で，低ナトリウム血症，高CPK血症，低リン血症，肝機能障害，高LDH血症などをきたす．レジオネラの尿中抗原は数週〜数カ月間陽性になるためとても有用だが，**あくまでも血清型1にしか対応していない**．血清型1〜15すべてに対応するキットも市販されたが，まだ一般的ではない．したがって，低ナトリウム血症，低リン血症，高CPK血症，肝機能障害などの組み合わせでレジオネラが疑われたら，尿中レジオネラ抗原が陰性でも治療を開始しなければならない．**尿中抗原検査に診断を丸投げしている（抗原検査だけで除外している）**ようでは，臨床家としてはまだまだなんだよ．

　レジオネラは細胞壁がなく，クネクネとどこへでも行くから**全身症状が出てくるのが特徴**．中枢神経症状（頭痛，意識障害，めまい），心臓（比較的徐脈，稀に心内膜炎），肝機能障害（多くは正常上限の2倍程度までにとどまる），消化器症状（軟便，下痢，腹痛），腎障害（Cr上昇，顕微鏡的血尿）など全身症状が出て，死亡率が高いのがレジオネラのいやらしいところ．重症肺炎を見たら，『とりあえず生中』のように，『とりあえずレジオネラも叩いておけ』と覚えておく方が賢明だ．

4) レジオネラ肺炎のスコアいろいろ

　細胞性免疫の弱い人，特に高齢者は感染しやすい．高齢者は温泉も大好きだ．海外の報告がそのまま使えないのも，日本人のお風呂文化に起因するんじゃないかなぁと思っている．日本から**レジオネラ肺炎予測スコア（表1）が報告され，成人肺炎診療ガイドラインでも推奨されている**．咳嗽なしという項目が肺炎らしからぬ興味深い項目だ．高熱はレジオネラでみられることが多いがこのスコアには入っていない．レジオネラ肺炎予測スコアは3点以上でレジオネラを疑い（感度93％，特異度75％），**2点以下は除外するというスクリーニング向け**である．しかしながら2点以下でもレジオネラの7％は見逃すスコアであることも肝に銘じておきたい．

表1　レジオネラ肺炎予測スコア

男性	1点
咳嗽なし	1点
呼吸困難	1点
CRP ≧ 18 mg/dL	1点
Na < 134 mEq/L	1点
LDH ≧ 260 U/L	1点
3点以上でレジオネラ肺炎を疑う（感度93％，特異度75％）	

文献17より．

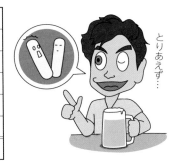

とりあえず…

表2 WUH（Winthrop University Hospital）スコア

臨床症状	
体温≧39.5℃*（比較的徐脈を伴う）	+5
頭痛（急性発症）	+2
精神錯乱/嗜眠*（薬剤誘発性や代謝性，低酸素血症性でない）	+4
耳痛（急性発症）	−3
非滲出性咽頭炎（急性発症）	−3
嗄声（慢性ではなく急性）	−3
膿性喀痰（慢性気管支炎を除く）	−3
喀血*（軽度/中等度）	−3
胸膜炎性胸痛（急性発症）	−3
軟便/水様性下痢*（薬剤誘発性でない）	+3
腹痛*（下痢の有無は問わない）	+5
腎不全*（慢性ではなく急性）	+3
ショック/低血圧*（心臓や肺が原因ではない）	−5
ショック/低血圧*（心臓や肺が原因である）	+5
脾腫（市中肺炎以外の原因を除く）	−5
β-ラクタム系抗菌薬に対する反応の欠如（72時間後，ウイルス性肺炎を除く）	+5
臨床検査	
胸部X線（急速に進行する非対称性の浸潤*，重症のインフルエンザ/SARSを除く）	+3
PO2低値 かつ A-a勾配高値（＞35）*（重症のインフルエンザ/SARSを除く）	−5
Na+低値（急性発症）	+1
PO4低値*（急性発症）	+5
SGOT/SGPT高値（早期は軽度/一過性，急性発症）	+4
総ビリルビン高値*	+1
LDH高値（＞400 U/L）*（HIV/ニューモシスチス肺炎を除く）	−5
CPK/アルドラーゼ高値*	+4
CRP高値（＞30 mg/dL）（急性発症）	+5
寒冷凝集素高値（≧1：64）（急性発症）	−5
クレアチニン高値（急性発症）	+2
顕微鏡的血尿*（外傷，前立腺肥大症，フォーリーカテーテル，膀胱がん・腎臓がんを除く）	+2
＞15 レジオネラを強く疑う，5〜15 レジオネラ疑い，＜5 レジオネラは否定的	

文献18より引用.
＊レジオネラ以外に説明がつかない.

　　　非常に細かくレジオネラの特徴をピックアップするスコアとしてWUHスコアがある（表2）.
低リン血症（レジオネラに特異的）や高CPK血症，肝機能障害も考慮されており有用だが，細
かすぎて実臨床では使いづらい．アプリを使わないと無理だよねぇ．WUHスコアの感度は

表3　Fiumefreddo らの臨床レジオネラスコア

体温＞39.4℃	1点
乾性咳嗽	1点
Na＜133 mEq/L	1点
LDH≧225 U/L	1点
CRP≧18.7 mg/dL	1点
血小板数＜17.1万/μL	1点
0〜1点なら感度97％で除外，5点以上なら特異度99.1％で診断	

文献19，20より．

　たったの78％，特異度65％であり，スクリーニングには使えたもんじゃない．しかしながら，レジオネラ肺炎でこのようなさまざまな異常を呈することはぜひとも知っておいてもらいたい．

　Fiumefreddo や Bollinger らも臨床レジオネラスコアを考案している（表3）．高熱や乾性咳嗽など典型的症状以外に，血小板減少を含めた6項目を確認する．0〜1点なら感度97％でレジオネラ肺炎を除外し，5点以上なら特異度99.1％でレジオネラ肺炎を疑う．2〜4点はどうしたらいいのっていう感じ．

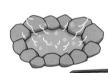
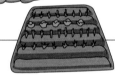

高齢者の重症肺炎
- 必ずレジオネラも叩け
- 温泉や水以外の土への曝露も生活背景で聞き出すべし
- 尿中レジオネラ抗原で否定してはダメ
- レジオネラ肺炎予測スコアは除外に有用（7％は見逃す）

Check！ 文献

1) Han JH & Wilber ST：Altered mental status in older emergency department patients. Clin Geriatr Med, 29：101-136, 2013（PMID：23177603）

　↑高齢者意識障害・せん妄のreview．高齢者の意識変容やせん妄で一番多いのは感染症（特に尿路感染と肺炎）であり，16〜67％を占める．続いて電解質異常，臓器不全，Wernicke脳症，甲状腺疾患，中枢神経疾患，脱水，循環器疾患（心不全，心筋梗塞）などが多い．骨折など痛みが制御できていないときもせん妄になりやすい．バイタルサイン異常，内分泌疾患，高炭酸ガス血症など．なんと13％は原因不明という．

2) Scott MM & Liang SY：Infections in Older Adults. Emerg Med Clin North Am, 39：379-394, 2021（PMID：33863466）

　↑必読文献．高齢者感染症の総論．

3) Henig O & Kaye KS：Bacterial Pneumonia in Older Adults. Infect Dis Clin North Am, 31：689-713, 2017（PMID：28916385）

　↑**必読文献**．高齢者肺炎は25〜55％は発熱がない．抗コリン薬は肺炎をきたしやすくなる．高齢者施設ではコモンすぎる疾患だが，サルコペニア，フレイルのせいで咳をする元気もない．高齢者施設では症状と身体所見からの肺炎診断の感度はたったの47〜69％，特異度は58〜75％しかない．胸部X線陰性でCTで見つけられる肺炎は47％にものぼる．

4) Cillóniz C, et al：Community-acquired pneumonia in critically ill very old patients：a growing problem. Eur Respir Rev, 29：190126, 2020（PMID：32075858）

　↑**必読文献**．80歳以上の肺炎のreview．免疫低下，併存疾患，フレイルが肺炎発症に影響してくる．肺炎になると16％も生活機能が低下するという．ICU入室も増加し，肺炎は敗血症の主たる原因となる．超高齢者の肺炎となると，非典型症状（転倒，意識変容，全身倦怠，食思不振，頻呼吸，頻脈）の方が多い．X線も30％は肺炎が指摘できない．高齢者の場合，予後は肺炎そのものの重症度よりも元来の機能・介護度に依存する．高齢者肺炎の77％は低栄養という．低栄養は2年死亡率が2.52倍になる．83％に貧血（OR 2.37）を認め，34％に低タンパク血症（OR 1.57）を認めた．ICU入室高齢患者の43％はclinical Frailty Score 5以上で30日生存率に有意に影響している．85歳以上の肺炎では若年と比べて53倍入院率が上がり，46倍ICU入室率が高くなる．しかしながら，90歳以上のICU死亡率は明らかに低下している（41％ 2006年→22％ 2015年）．高齢者全員がフレイルでもなく，年齢そのものを治療中断の指標にしてはならない．個人の生活状況・機能，個人の希望（30％はICU治療を拒否）なども考慮して治療方針を決めるべきだ．

5) Fung HB & Monteagudo-Chu MO：Community-acquired pneumonia in the elderly. Am J Geriatr Pharmacother, 8：47-62, 2010（PMID：20226392）

　↑**必読文献**．3つのガイドライン，5つの総説，43の研究のreview．肺炎らしい症状（咳嗽，発熱，呼吸困難）を呈するのは30.2〜30.7％しかない．肺炎らしい症状がなくても，① 発熱，② 意識変容，③ 急な機能低下を認めた場合は，肺炎を疑わないといけない．発熱のない意識変容を呈するのは80歳以上で21.0％，80歳未満では10.7％であった．26.5％は発熱なし，白血球正常という報告もある．感染してもIL-6の反応が悪い．意識変容だけしか呈さない高齢者もいる．ATS/IDSAのガイドラインに沿って治療することで，入院死亡率は減少し（8％ vs. 17％），入院期間は短縮し（8日 vs. 10日），より早く臨床的に安定する（7日目安定率71％ vs. 57％）．肺炎球菌ワクチンとインフルエンザワクチンは必須．生活環境改善と栄養状態の改善は特に高齢者では重要な肺炎予防の要因となる．

6) Kitazawa T, et al：Characteristics of pneumonia with negative chest radiography in cases confirmed by computed tomography. J Community Hosp Intern Med Perspect, 10：19-24, 2020（PMID：32128054）

　↑138人のCTで確認された肺炎患者において，58人（42％）は胸部X線では所見がなかった．胸部X線で所見がない群は高齢で，白血球やCRPは低い傾向にあった．白血球軽度上昇（＜10,000 /μL，OR 5.90）やCRP軽度上昇（＜5 mg/dL，OR 3.57），胸部X線で左右差（特に左有意，OR 2.16）を認めた場合は，胸部X線で異常がなくてもCTを推奨する．

7) Häder A, et al：Respiratory Infections in the Aging Lung：Implications for Diagnosis, Therapy, and Prevention. Aging Dis, 14：1091-1104, 2023（PMID：37163442）

　↑COVID-19時代以降のreviewなので一読の価値あり．CAP（市中肺炎），HAP（院内肺炎），VAP（人工呼吸器関連肺炎）に言及．免疫低下状態の併存疾患のある高齢者ではX線の感度は低く，CTが第一選択でもいいとしている．ウイルス，真菌，肺合併症（肺膿瘍，膿胸）ではCTが威力を発揮する．

8) Lambert AA, et al：Risk of community-acquired pneumonia with outpatient proton-pump inhibitor therapy：a systematic review and meta-analysis. PLoS One, 10：e0128004, 2015（PMID：26042842）

↑ 26研究のメタ解析．PPI処方は1.49倍肺炎をきたしやすくなり，処方はじめの30日が最もリスクが高くなる（OR 2.10）．PPIの用量や年齢に関係なく，PPI処方は肺炎による入院のリスクを上げる（OR 1.61）．

9) Gossner J & Nau R：Geriatric chest imaging：when and how to image the elderly lung, age-related changes, and common pathologies. Radiol Res Pract, 2013：584793, 2013（PMID：23936651）

↑ 高齢者肺炎画像診断のreview．胸部X線が正常でも，免疫低下の場合，肺塞栓を疑う場合はCTを推奨している．高齢者の肺炎の15％は，治癒した後3カ月経っても肺の影が残るという．肺炎のなかに肺がんが隠れていないか，最低でも3カ月は胸部X線でフォローを推奨する．

10) Masotti L, et al：Pulmonary embolism in the elderly：a review on clinical, instrumental and laboratory presentation. Vasc Health Risk Manag, 4：629-636, 2008（PMID：18827912）

↑ 高齢者肺塞栓のreview．呼吸苦（59〜91.5％），頻呼吸（46〜74％），頻脈（29〜76％），胸痛（26〜57％）が頻度の高い主訴となる．床上安静が最も高いリスクとなる（15〜67％）が，感染症でも骨折でも高い要介護度でもすぐに高齢者は床上安静になるのでなかなかハイリスク群なんだ．深部静脈血栓症は15〜50％に見つかる，ということは血栓が飛んでしまえば，足はすっきり太くないということ．胸部X線の異常は報告によりまちまちで，半数の報告ではく50％に認め，半数の報告では70％以上に認めるという．D-dimerは年齢によって上昇してしまうため，年齢に合わせてカットオフ値を上げないといけないが，80歳まではそれなりに対費用効果がいいとのこと．超高齢者はどうしたらいいんだろう…．

11) Self WH, et al：High discordance of chest x-ray and computed tomography for detection of pulmonary opacities in ED patients：implications for diagnosing pneumonia. Am J Emerg Med, 31：401-405, 2013（PMID：23083885）

↑ 3,423人の胸部症状（息切れ，胸痛，咳嗽など）を訴える患者の胸部X線とCTを比較した後ろ向き研究．CTをゴールドスタンダードとした際，胸部X線の異常陰影検知の感度は43.5％，特異度は93.0％であった．胸部X線では約6割も見逃すなんて…ま，そんなもんだと思ったけどね．

12) Papavasileiou V, et al：Chest X-ray：Routine follow-up in community-acquired pneumonia? Lung India, 41：146-147, 2024

↑ 49歳男性の症例報告．肺炎後のフォローアップで胸部X線での浸潤影が消えず肺がんが見つかったという．肺炎型肺腺がんでは肺炎症状が消失しても胸部X線の陰影が治ってこないのが特徴．通常の市中肺炎なら6週間後には73％の症例で胸部X線の陰影は消失するので，6週間後のフォローアップでいいはず．しかし73歳以上の市中肺炎では陰影消失が遅く，83％の例で12週間後には胸部X線で肺炎像が消えてくる．

13) Metlay JP, et al：Diagnosis and Treatment of Adults with Community-acquired Pneumonia. An Official Clinical Practice Guideline of the American Thoracic Society and Infectious Diseases Society of America. Am J Respir Crit Care Med, 200：e45-e67, 2019（PMID：31573350）

↑ ATS/IDSAの市中肺炎ガイドライン2019．市中肺炎後1.3〜4％に肺がんが見つかる．退役軍人データによると市中肺炎後の9.2％に肺がんが見つかったとされるが，多くが喫煙者であり，発見までに平均297日かかっている．3カ月のフォローアップではそのうちのたった27％しか見つけられていないことになる．したがってガイドラインでは，エビデンスレベルは低いものの市中肺炎後のフォローアップ胸部X線は推奨していない．

14) Macdonald C, et al：Is post-pneumonia chest X-ray for lung malignancy useful? Results of an audit of current practice. Intern Med J, 45：329-334, 2015（PMID：25583286）

↑302人の50歳以上の市中肺炎患者に対して6〜12週間後の胸部X線フォローアップを行ったところ2％に肺がんが見つかった．かなり稀なので，フォローアップの基準はきちんと決めた方がいい．

15) Headon R, et al：Outcomes of repeat X-rays of the chest recommended by radiology of patients discharged from the emergency department. Emerg Med J, 41：311-312, 2024（PMID：38527772）

↑救急外来で胸部X線が撮られ帰宅した患者の後ろ向き研究．後日放射線科医の読影により4％が要フォローアップと判断された．読影結果を経て救急医がフォローアップのために呼び戻したところ，なんと8.2％に肺がんが見つかったという．放射線科の読影ってタイムリーに出ないから，後々問題になることが多いよね．放射線読影結果を見直すシステムづくりが大事だよね．

16) Morrone D & Morrone V：Acute Pulmonary Embolism：Focus on the Clinical Picture. Korean Circ J, 48：365-381, 2018（PMID：29737640）

↑肺塞栓の臨床像に関するreview．肺塞栓は急性発症で，咳嗽や喀痰よりも呼吸苦が前面に出て，発熱は遅れて出現し，抗菌薬が効かないのが特徴．肺炎なら徐々に悪化傾向となり，咳嗽や喀痰，発熱が主症状になるので，ここで鑑別すればいいという．しかし，高齢者は発熱なし，咳嗽なしなんだよねぇ．そう簡単にいかないよ．

17) Miyashita N, et al：Validation of a diagnostic score model for the prediction of Legionella pneumophila pneumonia. J Infect Chemother, 25：407-412, 2019（PMID：30935766）

↑**必読文献**．日本から報告されたレジオネラ肺炎予測スコア．109人のレジオネラ肺炎と683人の非レジオネラ市中肺炎を比較検討．「成人肺炎診療ガイドライン2024」にも収載された．3点以上でレジオネラ肺炎を疑う．感度93％，特異度75％であり，スクリーニングに優れている．

18) Cunha BA：The atypical pneumonias：clinical diagnosis and importance. Clin Microbiol Infect, 12 Suppl 3：12-24, 2006（PMID：16669925）

↑**必読文献**．やはり重症化しやすいレジオネラは見逃せない．レジオネラのWUHスコアを紹介．WUHスコアは感度78％，特異度65％，陽性的中率42％，陰性的中率90％であり，スクリーニングにはとても使えない．レジオネラのみならず，非定型肺炎の診断なども詳説している．

19) Fiumefreddo R, et al：Clinical predictors for Legionella in patients presenting with community-acquired pneumonia to the emergency department. BMC Pulm Med, 9：4, 2009（PMID：19152698）

↑82人のレジオネラ肺炎と368人の非レジオネラ肺炎を比較検討した報告．6項目からなる臨床レジオネラスコアを提唱し，0〜1点だとレジオネラはたった3％しかいなかった．ただ4点以上でもレジオネラは66％にとどまった．0〜1点で考えると感度は97％でスクリーニングに使えるかも．

20) Bolliger R, et al：Validation of a Prediction Rule for Legionella Pneumonia in Emergency Department Patients. Open Forum Infect Dis, 6：ofz268, 2019（PMID：31281863）

↑713人の市中肺炎（うち33人がレジオネラ肺炎）に対する臨床レジオネラスコアの追試検証．臨床レジオネラスコアが2点未満だと，感度97％でスクリーニング（除外）できるとした．2点未満であった非レジオネラ肺炎の153人（22.5％）はうまく除外できたが，1人（3％）のレジオネラ肺炎だけ見逃した．臨床レジオネラスコアが5点以上では，特異度99.1％と診断に寄与した．小規模のデータなので，大規模データが欲しいところだ．

No way ！ アソー！ モジモジ君の言い訳
～そんな言い訳聞き苦しいよ！
No more excuse！No way！アソー (Ass hole)！

〇「咳も熱もないですが，元気がない，転びやすくなった，食べられないというので，検査したら肺炎でした．痰は全然出せませんでしたけど」

→素晴らしい．高齢者肺炎の典型的な「非典型症状」をしっかりとらえて診断できたね．高齢者が有効な痰を出せないのはよくあること．抗菌薬感受性も確認してガイドラインに沿って治療していこう．

×「超高齢の肺炎なんで，積極的な治療は控えた方がいいですか？」

→単純に年齢で治療を控えてはいけない．それまで元気だったのか，個人の希望，QOLなど考慮して，患者および家族と継続的な対話をしていかなければならない．高齢でも結構元気で，きちんと治療すればびっくりするくらい復活する人はいるもんだよ．

×「胸部X線では肺炎像はなかったです」

→併存疾患が多く，フレイルで低栄養，かつ非典型的主訴だから，胸部CTまで撮りましょう．ホラ，肺炎像があったでしょ．

×「尿中レジオネラ抗原は陰性でしたよ」

→いやいや低ナトリウム血症，高CPK血症，高LDH血症，軽度肝機能障害と，ここまで揃ったらレジオネラでしょう．ホラ，趣味が土いじりで，久々にたくさん庭仕事をしたという病歴が見つかったじゃないか．レジオネラ肺炎は予後が悪いから，迷ったら治療開始だ．

林　寛之（Hiroyuki Hayashi）：福井大学医学部附属病院救急科・総合診療部

7月第1週の沖縄は天気もよく，海も爽やか，さらに夏休みがとれる時期というのが最高にいい．全国の初期研修医，専攻医，そして自称若手医師の皆さん，ERアップデートで沖縄の地に集ってガンガン勉強し，ワークショップに励み，海とプールを堪能しようではありませんか♪ 研修病院自慢コーナーとして，自分の研修病院を全国の仲間たちにアピールする機会もありますので，我こそはという人はぜひ申し込んでください．発表として病院が出張旅費を出してくれる場合もありますよ．発表の際，招聘状が必要な人は事務局までお問い合わせください．今年はFiona Gallahue先生や北野夕佳先生と女性パワーもさく裂です．女性が主治医の方が長生きするという研究もあるくらいだから，女性の講師がいた方がまったりといろいろ相談できるってこと（多分）．気軽に講師に話しかけてください．いろんな悩みや相談にも乗りますよ（恋の悩み以外はね）．
申し込みはhttps://www.erupdate.jp/

1986　自治医科大学卒業	日本救急医学会専門医・指導医
1991　トロント総合病院救急部臨床研修	日本プライマリ・ケア連合学会認定指導医
1993　福井県医務薬務課所属　僻地医療	日本外傷学会専門医
1997　福井県立病院ER	Licentiate of Medical Council of Canada
2011　現職	

★後期研修医大募集中！気軽に見学にどうぞ！Facebook⇒福井大学救急部・総合診療部

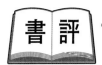

研修医のための 魔法のロジカル診断学
ロジックツリーで診断のプロに変身！

著／小栗太一
定価4,620円（本体4,200円＋税10％），A5判，352頁，
じほう

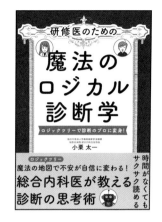

◆ 魔法のように診断が上手になりたい研修医の先生方にぜひ！

　評者の関心は診断推論であり，その経緯から小栗先生から書評をご依頼いただきました．本書は2章分の総論，それに続く16章分のメジャーな症状（発熱，腹痛，意識障害など）の考え方について，わかりやすい症例ベースで，かつ対話形式・実況中継という読者が入り込みやすい形式で進んでいきます．

　研先生と修子先生のお二人がボケとツッコミの関係で，そこに第3の登場人物である診断ロボ君が分析的な合いの手を出しながらテンポよく診断推論が進み，その筋道と考え方を追体験するように楽しく診断推論を学んでいくことができると思います．時折ゲスト登場するエッジの効いた魅力的なキャラクターたち〔池面（イケメン）先生やセレブ・プリンス，イッカ星人など〕も本書の手にとりやすさを高めていると思います．

　フランクさの反面，本書を貫通するテーマは硬派なロジカル診断で，「ロジックツリー」と本書でよばれる分析的手法を丁寧に整理することで，鑑別診断の系統的考え方を学ぶことができます．本書の対象は研修医ら初学者ということですが，それが確かに正しい対象グループであると思える最大の理由は，きちんと系統立てて分析的に考える習慣が初学者の鑑別診断・診断推論の訓練では最も重要で確実に効果がある方法だから，です．そしてそのニーズに本書は正面から応えている，ということになると思います．これをきちんと修得すると，それがなかったときに比べて，確かに"魔法のように"鑑別が上手になるに違いありません．

　診断推論の訓練は医学教育の中心軸として強調されるべきものですが，最近は独習用の教材もなかなかなく，研修医や学生から「お手軽に日本語ではじめるのに何かないですか」と聞かれても，○○がいいですよとお勧めしにくい状況が続いていました．本書はより広く医学部低学年から研修医，果ては専攻医まで，診断推論の独習書として皆に親しまれるのではないか思います．

（評者）志水太郎（獨協医科大学 総合診療医学・総合診療科 主任教授・診療部長）

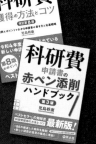

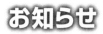

神経疾患に親しみ強くなる会（SST）
第 21 回教育セミナー

神経画像診断 Vol. 9 〜中枢神経疾患全体を包括的に学ぶ

【代表世話人】野川　茂（東海大学医学部付属八王子病院 病院長，
　　　　　　　　　　　　脳神経内科 教授）
　　　　　　　星野晴彦（東京都済生会中央病院 顧問，
　　　　　　　　　　　　脳神経内科）

A) 会場講義
【会期】2024 年 6 月 15 日（土）9：55〜17：10
【会場】飯田橋レインボービル 7 階 大会議室
【定員】50 名（予定）/お弁当，Web 講義聴講権あり

B) Web 講義
【配信期間】
　2024 年 7 月 1 日（月）9：55〜7 月 16 日（火）23：00
【定員】220 名（予定）
※「A) 会場講義」を撮影＆編集加工後，ストリーミング配信による
　「B) Web 講義」実施
※A・B のいずれかをご選択ください

【受講料】15,000 円（税込：講義テキストを含む）

【プログラム】
① 脳血管障害・血管病変の画像診断
② 全身性・自己免疫性疾患の画像診断
③ 炎症性脱髄疾患の画像診断
④ アミロイド関連画像異常（ARIA）mimickers
⑤ 腫瘍・腫瘍類似病変の画像診断
⑥ 脊髄の画像診断

【お問い合わせ先】「神経疾患に親しみ強くなる会（SST）」
　事務局運営：土田謙二（事務局長，MA＆P 代表）
　URL：http://shinkeishikan.kenkyuukai.jp
　E-mail：shinkeishikkan.shitashimukai@medical-ap.jp

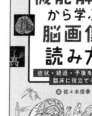

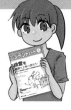
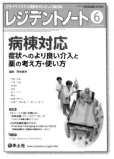
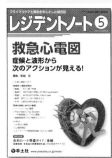
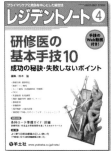
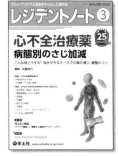
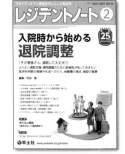
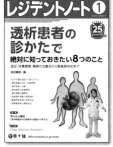

2023年12月号 (Vol.25 No.13)

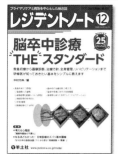

脳卒中診療 THE スタンダード

救急初療から画像診断、治療方針、全身管理、リハビリテーションまで研修医が知っておきたい基本をシンプルに教えます

編集／中村光伸

2023年11月号 (Vol.25 No.12)

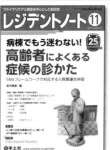

病棟でもう迷わない！高齢者によくある症候の診かた

5Msフレームワークで対応する入院関連合併症

編集／坂井智達

2023年10月号 (Vol.25 No.10)

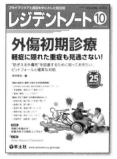

外傷初期診療 軽症に隠れた重症も見逃さない！

"防ぎえる外傷死"を回避するために知っておきたい、ピットフォールと確実な対処

編集／吉村有矢

2023年9月号 (Vol.25 No.9)

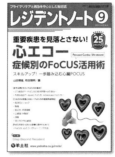

重要疾患を見落とさない！心エコー　症候別のFoCUS活用術

スキルアップ！一歩踏み込む心臓POCUS

編集／山田博胤，和田靖明

2023年8月号 (Vol.25 No.7)

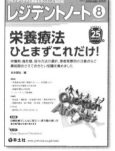

栄養療法 ひとまずこれだけ！

栄養剤・食形態、投与方法の選択、患者背景別の注意点など最低限おさえておきたい知識を集めました

編集／松本朋弘

2023年7月号 (Vol.25 No.6)

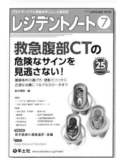

救急腹部CTの危険なサインを見逃さない！

撮像条件の選び方・読影のコツから迅速な治療につなげる次の一手まで

編集／金井信恭

以前の号はレジデントノートHPにてご覧ください ▶ www.yodosha.co.jp/rnote/

バックナンバーのご購入は，今すぐ！

- お近くの書店で：レジデントノート取扱書店
  （小社ホームページをご覧ください）
- ホームページから
  www.yodosha.co.jp/
- 小社へ直接お申し込み
  TEL　03-5282-1211（営業）
  FAX　03-5282-1212

※ 年間定期購読もおすすめです！

レジデントノート 電子版 バックナンバー

現在市販されていない号を含む、レジデントノート月刊 既刊誌の創刊号～2020年度発行号までを、電子版（PDF）にて取り揃えております.

・購入後すぐに閲覧可能　・Windows/Macintosh/iOS/Android 対応

詳細はレジデントノートHPにてご覧ください

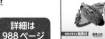
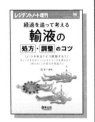
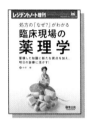
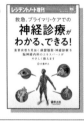
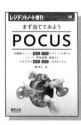
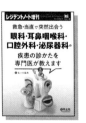
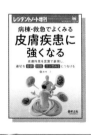

レジデントノート 次号 **8**月号 予告

（Vol.26 No.7）2024 年 8 月 1 日発行

特　集

頭部CT・MRIの読み方 キホンからしっかり教えます（仮題）

編集／東 美菜子（宮崎大学医学部病態解析医学講座 放射線医学分野）

CT・MRIのなかでも，頭部の読影に対し苦手意識をもつ初期研修医の先生は多いと伺いますが，頭部の疾患には予後に大きく影響するものも多く，異常所見を同定し適切な対応をすることが求められます．

そこで本特集では，頭部画像の読影に必要な基本的な知識（例：画像検査の適応，見る部位の順番，撮像条件，など）の解説により読影力のベースをつくったうえで，脳梗塞，脳内出血，など，絶対に見逃したくない疾患や頻度の高い症候について解説します．診断はできなくても，頭部画像の所見を見逃さない見かた・コツが身につく特集です．

連　載

※タイトルはすべて仮題です．内容，執筆者は変更になることがございます．

◆ 編集部より ◆

　専門診療科へのコンサルトや指導医への報告など，研修医の方は日頃からプレゼンの機会があると思いますが，「話し方がわからない」「どう情報を絞るの？」など悩みをおもちの方も多いと聞きます.

　7月号の特集では，研修医がよく経験する場面ごとに応用しやすいプレゼンの"型"を示し，プレゼンされる側の立場から，どんな時どんな情報をどういう順で話すとよいのか具体的にご解説いただいています. 通読すればいつものプレゼンの質が向上すること間違いなし！ぜひご活用ください.
（溝井）

レジデントノート

Vol. 26 No. 6 2024〔通巻370号〕
2024年7月1日発行　第26巻　第6号
ISBN978-4-7581-2718-9
定価2,530円（本体2,300円＋税10％）［送料実費別途］

年間購読料
定価30,360円（本体27,600円＋税10％）
［通常号12冊，送料弊社負担］
定価61,380円（本体55,800円＋税10％）
［通常号12冊，増刊6冊，送料弊社負担］
※海外からのご購読は送料実費となります
※価格は改定される場合があります

© YODOSHA CO., LTD. 2024
Printed in Japan

発行人　　一戸裕子
編集人　　久本容子
副編集人　遠藤圭介
編集スタッフ　田中桃子，清水智子，伊藤　駿
溝井レナ，松丸匡兵
広告営業・販売　松本崇敬，中村恭平，加藤　愛
発行所　　株式会社 羊 土 社
〒101-0052　東京都千代田区神田小川町2-5-1
TEL　03(5282)1211／FAX　03(5282)1212
E-mail　eigyo@yodosha.co.jp
URL　　www.yodosha.co.jp/
印刷所　　三報社印刷株式会社
広告申込　羊土社営業部までお問い合わせ下さい.

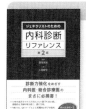

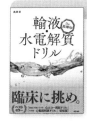

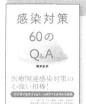

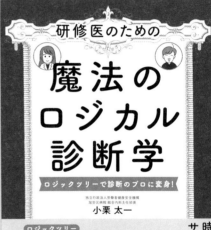

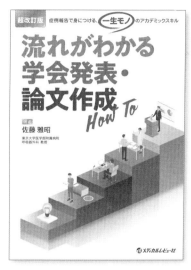
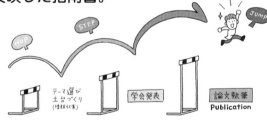
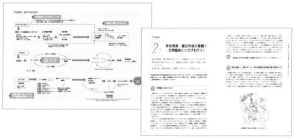

新 小児薬用量 改訂第10版

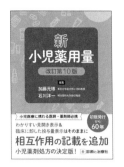

東京大学医学部小児科教授　加藤 元博
明治薬科大学特任教授　石川 洋一　編著

3年ごとに改訂される「小児薬用量」の最新版. 初版発行から60年を迎える今回の改訂では, 白衣に入るポケットサイズ, かつ成人量と小児量を並べてみることができる見開きの構成は引き継ぎつつ, 新たに相互作用を追加しました！ 薬物間相互作用一覧も掲載し, 阻害薬や誘導薬が一目でわかる, より便利なポケットブックになっています. 小児医療に携わる医師・薬剤師に, 臨床の現場でぜひ活用いただきたい1冊です.

ISBN978-4-7878-2592-6　A6変判　672頁　定価3,960円（本体3,600円＋税）

小児科当直医マニュアル 改訂第16版

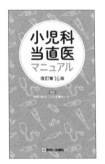

神奈川県立こども医療センター　編集

医学的根拠に裏打ちされながらも, 神奈川県立こども医療センターの臨床現場で培われ, そして選び抜かれた最新の知識を盛り込んだ, 実践重視の小児科当直医マニュアル最新版. これまで通りの使いやすく, 探しやすい箇条書きの表記のまま, 改訂第16版では, 医療的ケア児について新章を設け, 一部の手技について動画も収載した. 加えて, 判型を大きくし, 文字や図表を大きくすることで, 読みやすさ, 扱いやすさを追求した.

ISBN978-4-7878-2595-7　B6変判　480頁　定価3,960円（本体3,600円＋税）

わかりやすい予防接種 改訂第7版

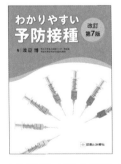

帝京大学老人保健センター施設長/帝京大学医学部常勤客員教授　渡辺 博　著

予防接種の対象者や禁忌などの基本的事項から最新の情報をわかりやすい文章で解説した予防接種の定番の入門書. 今回の改訂版では, 前版刊行以降に定期接種化されたロタウイルスについての記載, その他の経年に伴うアップデートや昨今の感染症をとりまく環境についても最新の知識・情報を追加した. 各ワクチンについて具体的な注射法等がテーマ別に解説されており, スケジュールから外れた場合の対応や接種時の取り違えを防ぐ方法など, 具体的に予防接種を行うにあたり必要な情報が網羅されている. 研修医や開業医・勤務医にとって必携の1冊.

ISBN978-4-7878-2590-2　A5判　196頁　定価2,750円（本体2,500円＋税）

since1914　診断と治療社

〒100-0014　東京都千代田区永田町2-14-2山王グランドビル4F
電話 03（3580）2770　FAX 03（3580）2776
https://www.shindan.co.jp/
E-mail:eigyobu@shindan.co.jp

（24.03）

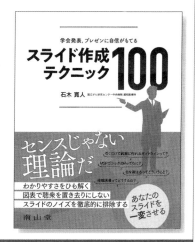

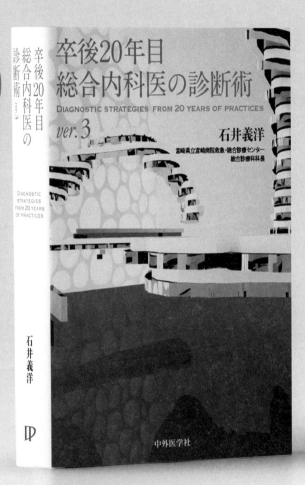

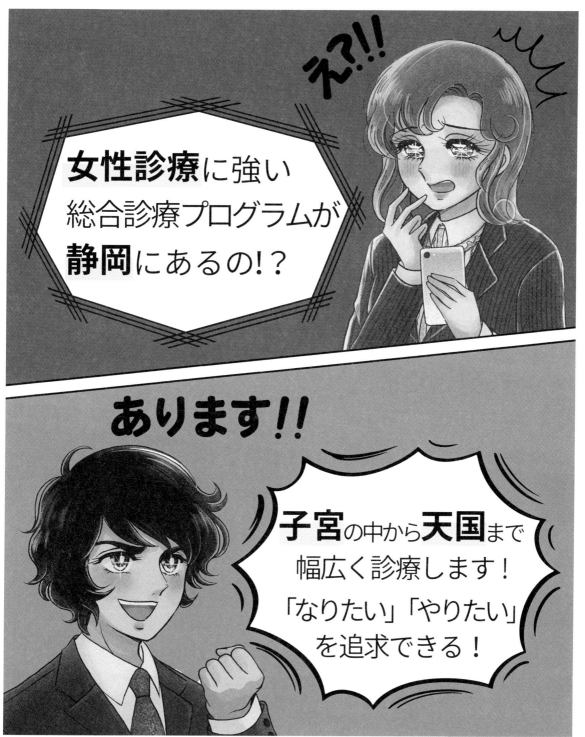

レジデントノート　7月号
掲載広告　INDEX